16万人の脳画像を見てきた脳医学者が教える

「脳を本気」にさせる究極の勉強法

東北大学加齢医学研究所
教授
瀧 靖之

はじめに

大人になってからも、どんどん脳の力を高め、豊かに年齢を重ねていく人がいます。
その人は、仕事ができるだけでなく、趣味も人間関係も充実している。
心も体も、そして脳も健康で、加齢の分だけ、人生の幅が拡《ひろ》がっていく。

脳の専門家である私が本書を執筆することを決めたのは、最新の研究から、大人の脳の特徴を活かし、何歳までも脳を育てて能力を高める方法がわかってきたからです。

私は脳の専門家として、日々たくさんの人の脳と向き合っています。
その方法は脳外科医などとはちょっと違います。私の専門は脳の画像診断。ＭＲＩという磁気を使った大きな装置で人々の脳の画像を大量に撮影し、それをデータとして蓄積し、解析をしています。

この装置を使うと、脳の中が3次元で写し出されてきます。脳の状態や活動状況まで、リアルタイムで見ることができるのです。

これまでに5歳の子どもから80歳を超える年配の方まで、多くの方々の脳画像を見てきました。このように大量のデータを蓄積している組織は世界でも有数で、日本には、私の所属する「東北大学加齢医学研究所」以外ありません。

ここでは脳画像のデータを蓄積していくとともに、その方の他の様々な情報を収集しています。血液や唾液《だえき》から「遺伝子」情報を、認知力テストで現在の「認知力」の程度を、睡眠時間・食習慣・運動時間・飲酒・喫煙・趣味など多岐に渡る「生活習慣」を集めます。その分析を通して、

「どのような（遺伝）体質の人が、どのような暮らしをすると、どのような病気になりやすいのか」

といったことがわかるようになってきました。

特に、私が専門の1つとしている認知症の分野では、その人の体質と生活習慣の与える影響が徐々に明らかになってきています。

前著『16万人の脳画像を見てきた脳医学者が教える「賢い子」に育てる究極のコツ』では、中でも10代までの子どもに焦点を当てて、より脳の力を伸ばしながら、才能豊かに子どもを育てる方法をお話ししました。

MRIを経験したことのある方なら想像できると思いますが、脳画像を撮影するためには、天井が迫ってくるような狭くて大きな音のする空間に入り、身動きをせずにじっとしていなければいけません。子どもに負担とならないように脳画像を撮影させてもらうことは非常に難しい——ということで、私たちほどたくさんの子どもの脳のデータを持っている機関は他にない、と自負しています。

前著では、そのビッグデータをふまえて、脳がもっとも急激に成長している「子どもの時期」について追いかけました。賛否両論、様々なご意見をいただくのは、研究者としてありがたいことと思います。

脳の成長は、「子どもだけの特権」?

しかし、その本の読者の方からいただいたご意見の中で、見過ごすことのできないものがありました。

「もっと早く、脳の成長の話を聞きたかった。もう20歳を過ぎてしまった自分は、手遅れなのではないか」

「大人になっても脳は成長し続けると書かれているが、最近、記憶力の衰えを確かに感じる。そこはどうか？」

そんな、大人の方からのご意見です。


前著でも書きましたが、私は自身の研究から、脳というのは生きている限り、一生、成長し続け、新しい能力を獲得し続けることができるという考えを持っています。

それは、ひと握りの特別な力を持った人だけの特権ではなく、私たち全員が等しく持つ、脳の性質の1つです。さらにいえば、脳自身は、「成長し続けたい」「新しい能力を獲得し続けたい」という本能に近いものを持っているようにさえ、感じています。


そこで本書では、いわゆる「成長期」を過ぎてしまった大人――大学生くらいから始まって、社会に出た方、リタイヤした方が、自分の脳をより育て、勉強や仕事、趣

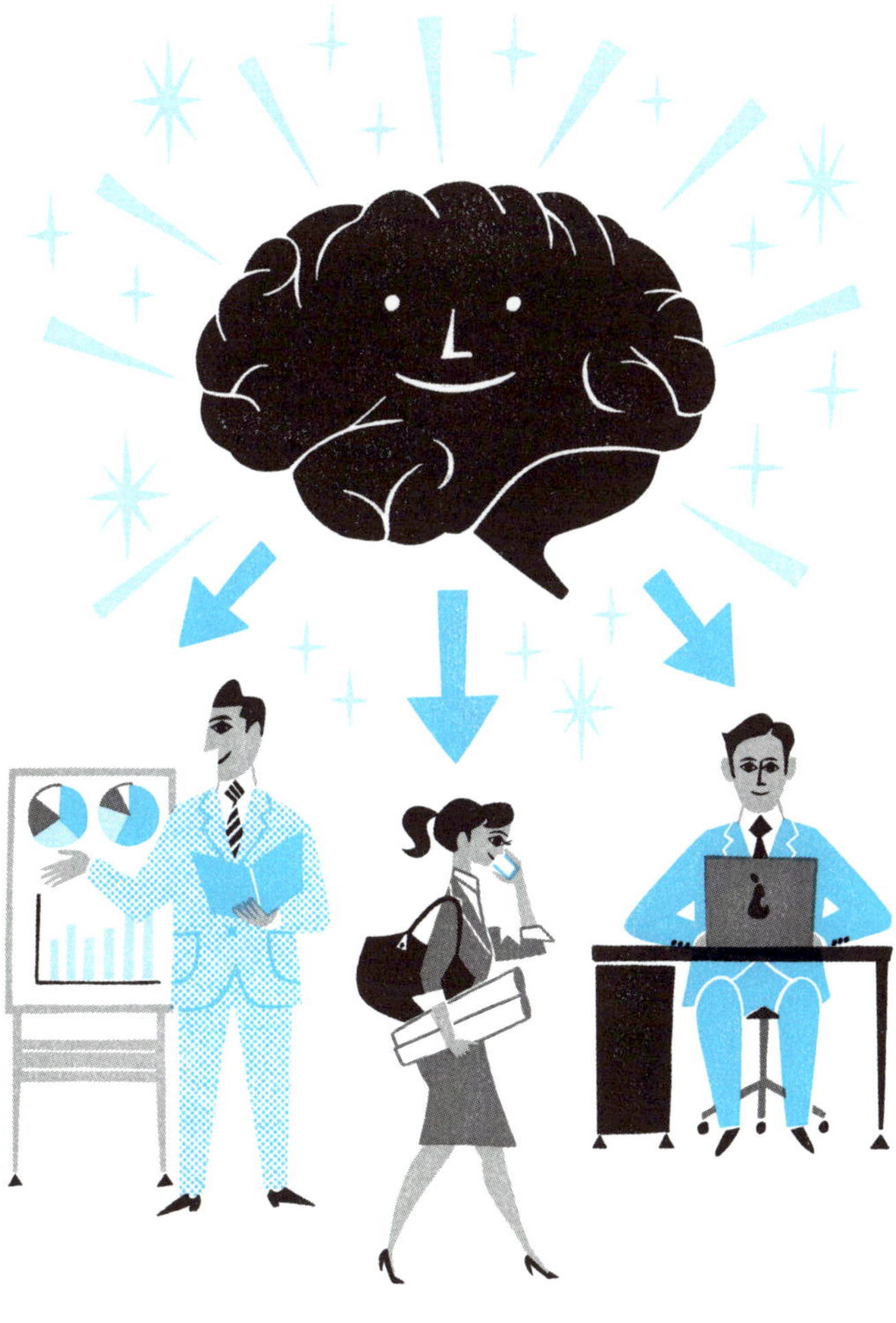

「脳が成長」すると、仕事の力もアップする

味などで、新しい知識を得たり能力をより大きく伸ばすためにどうしたらいいのかを考えていきます。

脳を育てる子育てについて書いた『16万人の脳画像を見てきた脳医学者が教える「賢い子」に育てる究極のコツ』と、脳の老化と認知症予防について書いた『生涯健康脳』(ソレイユ出版)の間を埋める1冊として、皆さんの人生をよりよくするお手伝いができれば幸いです。

成長と老化はひとつながりで同じもの。これが、脳の基本原則です

私たちはつい、子どもの変化について考えるときには「成長」と捉え、大人——特に中年を過ぎてからの変化について考えるときには「老化」と捉えがちです。

たとえば、子どもの身長が伸びるのは「成長」、年をとって身長が縮むのは「老化」と思うでしょう。確かにその通りなのですが、起こっていることの基本的なルールが書き換わっているわけではありません。

子どもでも大人でも、体に起こっているのは、古い細胞と新しい細胞が入れ替わっているだけ。ただし、年をとると新しい細胞がつくられるスピードが落ちるので、外から見るとあたかも縮んでいる、というだけなのです。

脳について考えるときも同じです。私たちはつい、「年をとって記憶力が落ちた」と感じ、「脳が老化した」と捉えます。でも、脳内で起こっていることは変わっていません。受けた刺激に対して、可塑性《かそせい》（変化し続ける性質）を持っている脳が、変化して新しい知識を獲得する。ただし、年をとるほどに可塑性は少しずつ低下していくので、あたかもその能力が縮んだかのように感じるだけです。

「老化＝能力の喪失」ではありません。記憶の仕方を、今の脳の状態に合った方法に変えてあげれば、記憶力の低下を嘆く必要はなくなるでしょう。

また、脳は加齢にともなって、幼少期にはなかった新しい能力を獲得しています。

たとえば、どうしても気が合わない人がいたとき、幼い子どもは「嫌い」「気が合わない」という感情をなかなか隠すことができません。いえ、むしろ子どもの頃は、そういった感情は無理に隠さないほうがいいでしょう。感情で行動して友だちと喧嘩《けんか》をしたり、親に怒られたり……こうした経験が、子どもが健全に成長していくための大切なプロセスです。

一方、大人は周囲の状況や相手との関係を考慮して、相手が不快にならない程度に振る舞うことができるでしょう。さらに年をとれば、そういった対応は、よりうまくなっていくはずです。

あるいは、一般的に「記憶力がいい」といわれる子どもの頃でも、「日本史と中国史、ヨーロッパ史が結びつかない」という悩みを持つ方は少なくありません。それぞれの歴史はわかっているのに、横の関連性が捉えられない。これも、子どもの脳の特徴です。

しかし、そのような悩みを持っていた方でも、大人になった今、勉強し直していただければ、それぞれの結びつきを以前より強く感じることができるでしょう。大人になって脳の得意分野が変化した結果、短時間の勉強だけで理解が深まった、新しい側面が見えてきた……なんてこともよく聞きます。

こうしたことも、大人の脳の新たな能力の獲得です。紛《まぎ》れもない「脳の成長」の一部なのです。

まだまだ研究途上。わからないからこそ、脳は面白い！

成長と老化はひとつながりであり、イコールである。その立場に立たないと、特に脳に関しては、様々な誤解を生み出し、自ら限界を設けてしまうことにつながります。「何歳になっても脳は成長している」と捉えることができれば、私たちの人生の可能性は無限に膨らんでいくのです。

ただし、脳はそのすべてが解明されているとはいえません。実のところ、わかっていることよりも、まだわからないことのほうが多いのではと私は考えています。

それだけに様々な言説があり、中には今の研究では正しいとはいえないことも多くあります。

いわれていることが必ずしも正しくなくても、その知識を得たことで、何か（やる気になったり好奇心が拡がるなど）いい効果があるのであれば、それは悪いことではないと思います。しかし、間違った知識のもと、自分の脳の可能性に自ら限界を設け、諦《あきら》めてしまったとしたら……。たった一度しかない自分の人生に対して、非常にもったいない！

そこで本書では、これまで明らかになっている脳についての話をしていくのはもちろんですが、さらに、「脳についての都市伝説と、その真相」を、専門家の視点から紹介していけたらと思っています。

大人も子どもも、脳の可能性は無限です。本書を通して、少しでもそのことに気づいていただけたら、これほど嬉しいことはありません。

さあ、さっそく、私たちの「脳」と、その力を最大限に引き出す方法について、見ていくことにしましょう！

東北大学加齢医学研究所教授　瀧《たき》　靖之《やすゆき》

もくじ

第1章 20歳を過ぎたら、「脳との付き合い方」を見直そう

第2章 机に向かってすぐ集中するための脳の「準備」

第3章

脳が本気になる大人の勉強テクニック

第4章 地頭を鍛える生活習慣

第5章

学びの成果をアウトプットする最高の方法

おわりに

文献一覧

第１章

20歳を過ぎたら、「脳との付き合い方」を見直そう

大人になると、「脳」と「自分」との〝ちょうどいい距離感〟が変わる

　ある日のことです。あなたは、小さな「子馬」をプレゼントされました。なかなか素敵な子馬です。賢そうだし、よく走ってくれそうです。この子馬に乗って、颯爽《さっそう》と草原を走れたらどんなに気持ちいいだろう……。夢は膨らみます。

　しかし、子馬を育てるのは大変です。子馬が好きな食べ物は？　どこで眠るのがいいのだろう？　病気になったらどうしよう？

　それに、急に機嫌が悪くなったり、かと思ったら元気に走り出したりと、子馬は気まぐれです。その性格やクセをつかむのは、ひどく難しそうに思えます。

　でも、あなただけの、たった1頭の子馬です。どんなに気難しくて、乗りこなすの

が大変でも、諦めるわけにはいきません。それに、この子馬はどうも大きな可能性を秘めているように感じられます。だって、ちょっとしたときに見せる目の知的な輝き、そして風のように駆け抜ける姿が、どうも他の馬とは違うようなのです……。

誰よりも速く走れるようにするために、あなたは子馬の生活に細かく気を配ります。体にいいエサを与え、毎日の運動も欠かしません。ぐっすり眠れるように、ワラをふかふかに敷いておきます。疲れが残らないように、丁寧にケアをします。

こんなふうに子馬を大事にしていれば、いずれあなたは子馬の性格やクセをすっかりつかみ、上手に乗りこなせるようになっていくでしょう。

子馬もあなたを好きになってくれるかもしれません。

そうすれば、子馬はもう、気まぐれではなくなります。あなたのパートナーとして、その能力をいつでも存分に発揮できる、立派な大人の馬に成長しているはずです。

そしてあなた自身は、その手綱を握って、速く、遠くへ。どこでも望みの場所へと走っていくことができるのです。

脳はなかなか、思い通りに動かない

突然の子馬の例で驚かれたでしょうか。ここで登場する子馬は、私たちの「脳」そのものです。

私たちは生まれながらに、自分の中に1頭の子馬を飼っているようなもの。私たちの日々の営みは、このお話と同じなのです。

誰の脳も、生まれてきたその瞬間から、この子馬のように才能・将来性に満ちています。しかしその一方で、気まぐれで、思い通りには動いてくれません。

「勉強しなくちゃ」と思っているときほど、机の上をつい整理し始めてしまう。

「約束に間に合うように行かなくちゃ」とわかっていても、動き出せない。

「いいアイデアを出さなくちゃ」と思っていても、なかなか思いつかない。

「この仕事はスピード重視だ」とわかっているのに、メールのチェックを優先してしまう。

やるべきことを無理やりさせようとしても、何だか気が乗らない……。

そうなのです。脳は、「自分が思っている通り」にはなかなか動いてくれません（脳の動きを決めるのが、脳自身であるにもかかわらず！）。

脳と上手に付き合っていくためには、あなたは子馬を育てるような気持ちで、ちょっと客観的な立場からその性格やクセを知る必要があります。私たちはつい、「脳は体の一部。特に意識しなくても、思い通りにコントロールできるはず」と考えがちですが、実は、一歩引いて捉えてあげることこそが肝心なのです。

勉強しなきゃいけないときに「勉強しなさい！」とひたすら命令しようとするのではなく、脳が自然に勉強にとりかかれる環境を、まずはつくってあげること。

片づけなきゃいけない仕事よりもメールのチェックを優先してしまうような環境をなくすこと。

そうすることで脳はすんなりとやるべきことをやってくれ、結果として行動力が上がります。

子馬をいたわるように脳自体をいたわり、脳のことを知り、コンディションを整えることが大切なのです。

私たちは皆、脳に対して「放任」すぎる!?

様々な調査から、私たちは脳をずいぶんとほったらかしにしている、ということがわかってきました。

たとえば、睡眠不足はそれだけで、脳にとっては大きなストレスであることを知っていますか?

私たちが行なった5~18歳、290人の脳のMRI画像の分析では、平日の睡眠時間が短い子どもは、海馬《かいば》の灰白質《かいはくしつ》(脳内の、神経細胞のある部分)の体積が小さいという結果が出ました(※1)。

また大人に対する別の研究では、海馬が小さいと記憶力が低いという結果も出ています(※2)。

これらの結果から、「睡眠が足りないと脳の力が落ちる」といっても誤りではないでしょう。

しかも、この「脳の睡眠不足」は、必ずしも本人に、睡眠不足の自覚はありません。

自分では十分寝ている、眠気はないと思っていても、脳が睡眠不足を抱えている、というケースは、少なくないのです。

脳は、私たちの体の一部であり、全体に命令を発している司令塔です。それなのに、きちんとしたメンテナンスもリフレッシュもされていない。一方で、常に高いパフォーマンスを求められている。この傾向は、生産性や創造性が重視される昨今、特に顕著だと思います。

「脳の働きが鈍い」のは、酷使しすぎるせいだった

子馬が、好きなエサも十分な休憩も、満足な睡眠時間さえも与えられずに、「より速く、より遠くまで走り続けろ」と要求されたらどうなるでしょう？

子馬――私たちの脳は、働き続けられるでしょうか？

よいパフォーマンスを出すどころか、いつか無理がたたって倒れてしまうかもしれません。どんなにムチ打っても、エネルギーが切れていたり、疲れが溜まっていたり

すれば動けないのは当たり前のことなのです。

もし今、あなたが、

「仕事のパフォーマンスが、いまひとつ上がらない」

「新しい知識や技能が、なかなか身につかない」

「記憶力が落ちてきたようだ」

「どんなに準備や勉強をしても自信が持てない」

「資格試験で思うような成績をとれない」

「英語の実力が伸びない」

「前より消極的になっている気がする」

などという悩みを抱えているとしたら、それはまさに、脳が本来の能力を発揮できない状況に追いやられているということです。

本書は、脳の力を120%発揮するためのヒント集です

エネルギーが切れているのか、疲れているのか、あるいはムチの打ち方が間違って

いるのか……その課題を見抜き、原因を取り除いて、脳が本来の力を取り戻せば、誰の脳もまた、新しく成長を始めます。

いいえ、あなたが気づいていないけれども確実に成長し続けている脳が、その成長の速度を増すことにつながります。

もしもあなたが今、自分の脳の扱い方をわからなかったとしても、心配はいりません。本書で一緒に脳の性質やクセを知り、これからどうやって脳と付き合っていったらよいかを学んでいきましょう。脳がより高い能力を発揮し、成長し続けられるか否かは、その脳の性質やクセを知っているか知らないかによるのです。

あなたの脳には大きな可能性が秘められています。

どうしたら脳は勉強をする気になるのか、どうしたら脳は知識をどんどん吸収するようになるのか。

そのたくさんのヒントが、この本の中で見つけられるはずです。

「暗記術」「速読」などのスキルより大事なものは？

本書では主に、脳がその能力を発揮するための勉強法についてお話ししていきます。

しかし、いわゆる「暗記術」「記憶術」に関する項目のページは多くありません。

なぜなら今まで様々な「暗記術」が、様々な方の経験から編み出され、それがすでに流布《るふ》しているからです。

もしかすると、皆さんの本棚にも「記憶法」の本が1冊はあるかもしれませんね。

しかし、それらの暗記術のほとんどは、個人の体験談から見出されたもの。残念ながら、エビデンス（科学的根拠）があるとはいえないものが多いでしょう。

それぞれが考案した暗記術を否定するつもりはまったくありませんが、本書では、脳の性質という視点から、これならば紹介に値すると思われるものだけを取り上げることにしました。

また、受験をひと通り乗り切って大人になった今、「単純に何かをただ記憶すればいい」ということはそれほど多くはありません。記憶力よりも、共通点を見つける能力であったり、論理的に説明する能力であったり、新しいアイデアを生み出す能力が求められるように変わっていきます。

ですので、もし単純に記憶力だけを高めたい、暗記で乗り切れる試験を通過したい、という目的の方には、本書は向いていないと思います。

私たちが勉強をするのは、単に知識を溜め込むためではありません。仕事、趣味、人間関係などの現実の世界に活かすためです。その見地から、あなたの勉強そのものも見直してみてください。

脳は「変えよう」と思ったその日から、変わっていきます。そこが脳の素晴らしいところです。ぜひ今日から、あなたの大切な子馬を育てる気持ちで、脳との新しい関係を築いていきましょう。

脳の新常識❶

○「変わろう」と思った日から、脳は急速に成長し始める

× 大人になったら脳は老化し、衰える

脳は、あなたがこれからとる行動でつくられていく

脳には、生活習慣によって、その見た目や形、能力まで変わっていくという性質があります。

これは、成長期の子どもだけでなく、大人も高齢者も共通です。

「こんな生活習慣の人は、こんな病気になりやすい」

ということは、私たちは感覚的につかんでいますが、それと同じように、

「こんな生活習慣の人は、こんな脳になりやすい」

ということがわかるようになってきたのです。

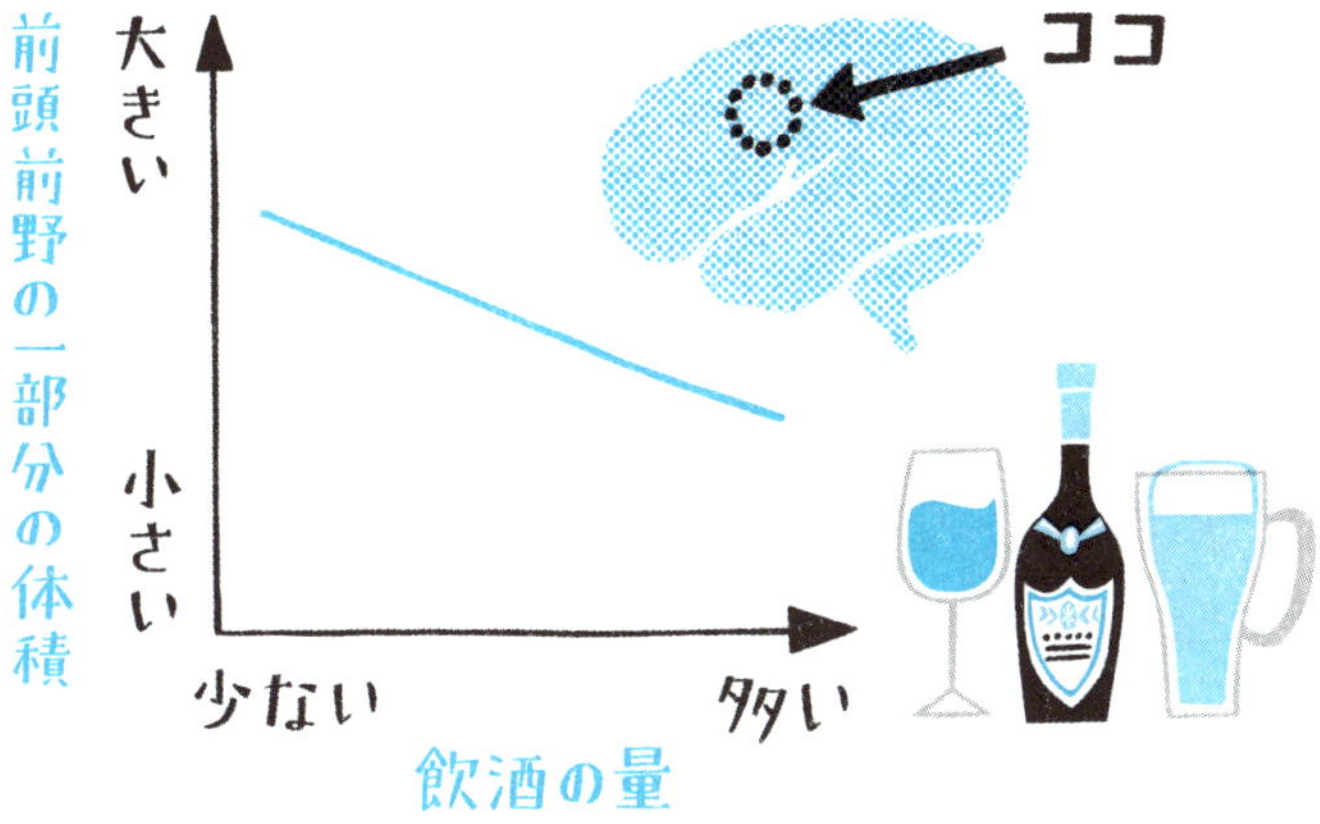

飲酒量と脳の萎縮

たとえば、脳の中でも特に、思考したり判断したりする役割を果たしているといわれる「前頭前野《ぜんとうぜんや》」という部分があります。この部分は、お酒を飲めば飲むほど萎縮《いしゅく》することがわかっています（※3）。

ですから、生活習慣のアンケート項目を見て多量のアルコールを摂取していることがわかれば、「この方の前頭前野は萎縮しているだろう」と予測がつきます。

また、ストレスの多い生活も同じく前頭前野や、脳の中でも主に記憶を担っているとされる「海馬」を萎縮させることがわかっています。ここでいうストレスは、単なる不満や感情的なものだけではなく、前述の睡眠不足や脳疲労といったものも含みます（具体的な生活習慣に関しては、4章で詳しくお話しします）。

これら、脳に悪い生活習慣が、脳を少しずつ萎縮させてしまうのです。反対に、脳にいい生活習慣をしている人は、たとえば海馬などの体積そのものが大きい——つまり脳がよりよい状態に保たれていることがわかっています。

このようにお伝えすると、よく、

「その、大きさの違う脳の写真を見比べさせてください」

と言われます。しかし残念ながら、私たちの脳の差は皆さんが目で見てわかるようなものではありません。海馬が萎縮した人も、健康な人も、その大きさが「小指の先」くらいだというのは共通です。

その体積をコンピュータで数値化して、膨大なデータを統計的に比べてはじめて、大小の傾向を見ることができているわけです。あるいは、1人の方の脳を長期間、専門的に分析し続けてはじめて、その変化を知ることができます。

そのため、もし近隣の医療機関などで脳のＭＲＩを撮影しても、あなたの海馬の大きさが大きいのかどうかは答えられないと思いますので、ご注意ください。

「脳の成長が加速する習慣」がある

前述のように、脳にとって悪い生活習慣を避けることは、脳の成長のための前提条件です。

そして、ただストレスがないだけでなく、もう1つ要素を加えることで、脳の成長はより促されます。そのもう1つの要素が、前著でその重要さを強調した「好奇心」です。「好奇心」は、子どもの脳に限らず、大人の脳の成長を加速させてくれる大切なものです。

たとえば私が行なった調査では、趣味が多く、様々なことに好奇心を持って生きている人は、そうでない人と比べて、認知症のリスクが低いこともわかっています。

認知症は脳の萎縮と深く関係していますから、これもまた、毎日をどう過ごすかによって、脳の形や機能が変わる例といえるでしょう。

あるいは、本書でこれから紹介する、脳を育てる勉強法も、広い意味では好奇心を満たし、その方の興味の幅を拡げていくためのものです。

いわば、大人の好奇心を伸ばす技術といったところでしょうか。脳の成長を加速させる、絶好の方法といえるでしょう。ぜひ、実践してみてください。

私たちが脳にいい習慣を心がけ、今からでも変えていくことができれば、脳はそれに応えてくれる。この事実は、これから自分の力で脳を変え、毎日をよりよくしていこうとしている私たちにとって、大きな励ましとなるのではないでしょうか。

脳の新常識❷

○ 習慣や行動を変えることで、脳は能力、大きさ、形まで変わる

× 脳の力は生まれつきのもので変えられない

健常者の脳

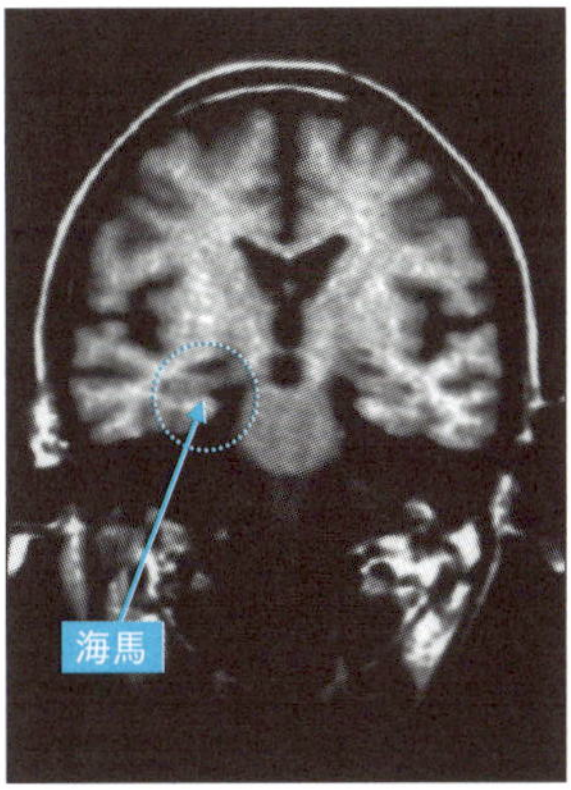

アルツハイマー型認知症の人の脳

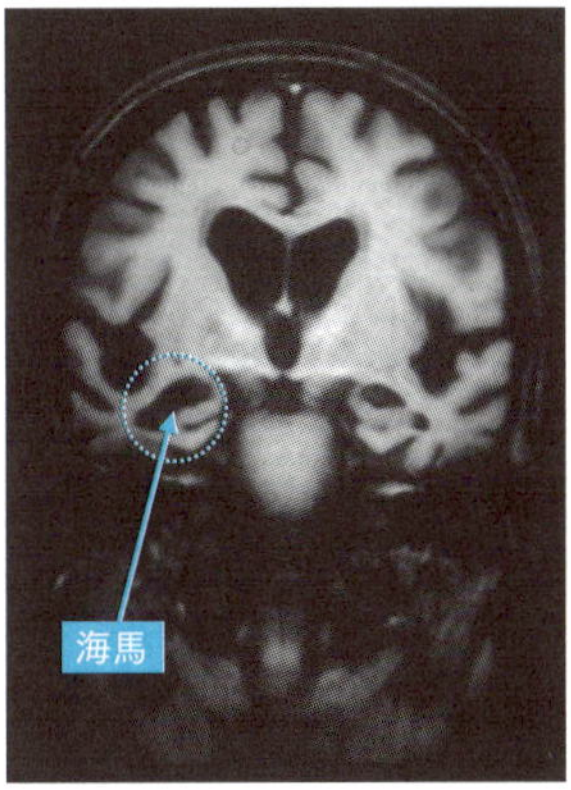

アルツハイマーになると、海馬が萎縮する

脳は、想像以上に「やる気」「好奇心」で満ちている

もうひとつ、勉強や仕事と関連する脳の性質として、「脳はそもそも、やる気に満ちている器官だ」ということを紹介しておきたいと思います。特に今、本書を読んでいる方については、どんなに自分の脳を思い通りにコントロールできていなかったとしても、脳が「怠《なま》け者」ということはないでしょう。

私たちが大人になるまで成長できたのは、脳がやる気に満ちた器官だからこそ。赤ちゃんを見れば、それは明らかでしょう。

ほとんどの赤ちゃんは、様々なものに興味を示し、とにかく手にとって、口に入れてみたりします。動くものは目で追いかけ、手でわしづかみにし、気に入れば離しません。

程度の差はあれど、このような反応をする赤ちゃんが多いのではないでしょうか。

こうした赤ちゃんの反応は、脳が成長するための新しい情報を、五感からどんどん取り入れているために起こっています。

そう、文字を覚えて「勉強しなくちゃ」と思うより前、それどころか生まれた直後から、脳は新しい情報や知識、感覚を求めているのです。

この、新しいことを知ったり何かができるようになるときに生じる喜びは、人間の本能的な働きといえます。赤ちゃんの行動は、余計な打算や損得勘定が働かない分、脳のもともとの働きをより強く反映しているといえるでしょう。

そして、この脳の性質は、大人になっても変わりません。

「勉強＝いいこと」は、人間の本能的価値観

たとえば私たちは今、何となく「勉強するのはいいことだ」「賢いほうがいい」と感じていると思います。よく考えてみれば、これらは私たちの脳がつくり出した価値観です。「勉強するのはいいことだ」という価値観を私たちの脳が持っているからこそ、私たちは勉強をするために、脳に指令を出そうとしているわけです。

もちろん、ここでいう「勉強」とは、学生時代に机に向かって取り組んでいた、いわゆる「勉強」には限りません。趣味、仕事、ボランティアだって同じ。新しい知識や情報を得ること、できることが増えることもまた、脳から見れば「勉強」に他なりません。

脳は本質的に、新しい知識や情報、技術の獲得といった、広い意味での勉強を必要としている。これがわかれば、様々な物事に対してやる気に満ち、好奇心旺盛《おうせい》な人の脳は、その本来の機能がのびのびと発揮された状態だということがわかります。

私たちの脳を「勉強する気」にさせれば、それだけに脳にかかるストレスは減り、年齢を重ねても脳が若々しく保たれる傾向にあるのです。

脳の〝勉強欲〟をかき立てるには、コツがある

「でも、勉強をしようと思っても、なかなか取りかかれないんです」

そんな声が聞こえてきそうですね。私たちの脳は、いつでもどこでも、どんな情報でも無制限に吸収していくわけではありません。

むしろ、大人になればなるほど「勉強しない理由」を探すのが得意になります。

これまでの経験を通して、勉強に対して「苦手意識」を持ってしまうこともあるでしょう。あるいは、勉強よりも簡単に脳の快楽を得られるような手段（衝動買いやゲーム、飲酒など）が満ち溢《あふ》れていることも、脳は知っています。強制されてする仕事関連の勉強より、自分がしたい趣味の勉強のほうに気が向くのも当然です（脳にとっては実は、仕事も趣味もどちらも同じ「勉強」なのですが）。

こういうことが「勉強しない理由」となって、本当は勉強したい脳の意欲や本能にフタをしてしまっています。

本書で脳の新常識を身につけ、脳が好む勉強法を実践することで、意欲は自然と湧いてくるようになるでしょう。

脳の新常識❸

○ 脳は実は、勉強好き

× 勉強は、させ（られ）るもの

何歳からでも大丈夫！脳は絶対に諦めない

脳はあなたが勉強を始めるのを待っています。脳はやる気に満ちているだけでなく、成長できる準備がいつでも整っている器官でもあるのです。

脳を細胞単位で見てみましょう。脳内は、「ニューロン」という特別な細胞がつながって、信号を交換し合っています。しかし、このつながりは固定されたものではありません。

このニューロンの仕組みを、道路にたとえてお話ししましょう。

私たちが学んで脳に取り入れた情報（勉強の内容や運動、お稽古《けいこ》の手順など）は、繰り返すたびに、強い情報となっていきます。それはあたかも脳の中で、情報伝達のための「道路」が建設されるようなものです。脳は最初、とにかくどんな道路もつくってしまいます。そして徐々にその道路の使われる回数に応じて、

「この道路はよく使われるから『高速道路』にしよう」

「この道路はいらないから壊そう」

と判断し、効率よく脳を使えるように整えられていくのです。

たとえば英単語を覚えるとします。繰り返し目にしたものは、「よく使う道路」と判断されてどんどん強化されていきます。すると必要なときにはサッと思い出せるようになるでしょう。

一方、一度見たきりで使われなかったものは、たとえ道路がつくられていたとしてもすぐに取り壊されて、なくなってしまいます。そうすると、勉強したような気がするのに思い出せない、ということになるのです。これを私たちは「忘れる」と表現しています。

なぜ、「何歳からでも遅すぎることはない」と断言できるのか？

このような脳の発達の仕方は、大人も子どもも同じです。

ただし、1つ違いがあるとすれば、それはスピードです。子どもの脳では、この道路建設が急ピッチで行なわれています。

大人の脳に比べて、子どもの脳は2倍ほどのエネルギー（ブドウ糖）を必要としていることがわかっています（※4）。このことからも、子どもの脳内の道路建設のすさまじさがわかるでしょう。だからこそ、子どもは新しい知識や技能を、大人よりも早く、スムーズに習得することができるのです。


しかし、大人の脳内でも、スピードは緩やかになるとはいえ、その道路建設会社は仕事をし続けています。

ふだんからしっかりと仕事を与えていれば、どんどん事業を拡大して、道路建設のスピードはアップする（＝脳が若く保たれる）でしょう。これは80代になっても、90

代になっても変わりません。

このように、脳というのは自ら変化し、成長するという特徴を備えています。これは「可塑性」と呼ばれます。

諦めなければ、その人なりのスピードで、脳はどんどん進化していく。そして、そのスピードは上げていくことができる。

脳はいくつになっても、諦めることはありません。脳は、いつまでも成長し続けるようにできているのです。

大人の勉強こそ成果が出やすい

このように、脳が自ら持つ「可塑性」にしたがって、私たちの脳はどんどんと道をつくり、知識や能力を得ていってくれます。しかし、だからといって私たち自身が何もしなくていいというわけではありません。大人の脳内建設会社は、放っておいて勝手に働いてくれるものではないからです。

子どもの頃、私たちは様々なことに自然と興味を持つことができました。脳内では、常に様々な仕事が発注されていたのです。また、環境の変化や学校の授業などを通して、脳の持ち主が意図して勉強をしなくても、様々なことを吸収してくれていました。

しかし、20代も後半にさしかかる頃から、脳内の成長スピードは緩みます。また、興味の対象が定まるとともに、それ以外のものに対する興味は急速に失われてしまいます。するとそこからは、脳の成長は部分的に、かつ限定的になりがちなのです。

この脳の成長は、たとえれば、経済の大きな波と同じようなものかもしれません。成長期は特に誰かが意図しなくても、どんどんとインフラが整いビルが建ち、発展していきました。しかし、一度成熟して、必要なものがひと通り揃《そろ》ってしまえば、そこから先の発展は必然的にゆっくりになりますね。新たに必要が生じたものを、ひとつひとつつくっていく段階になります。

同様に脳内でも、真に必要性のある部分のみを集中的に、かつ意図的に、建設会社がつくっていくことになります。

さらに、大人の脳内建設会社の働きは自動的に続いていくものでもありません。

老朽化したインフラは、誰かが決断して〝てこ入れ〟をしなければいけないように、脳内でも定期的に学習を始めなければ、いつの間にか脳内建設会社は休業して、その仕事量は減ってしまうでしょう。

動かさなければ錆《さ》びてしまうのは、機械も脳も同じです。再度動かすためには、動かし続けていたときの何倍ものエネルギーが必要になってしまうでしょう。

ですから大人になった私たちは、自分自身で脳の建設会社に、断続的に仕事を発注して、働かせ続けることが求められているのです。

これが、大人こそ勉強を大切にしてほしい、大きな理由です。

「学歴が高いほど、脳が若い」のウソとホント

学歴が高い方のほうが脳は若い状態に保たれていることが多いといわれます。

確かにこれは、ある一面では事実ですが、真実ではないと私は考えています。

というのも、大人になるまで成長・発達してきた脳については、脳がもともと優れているから学歴が高いというだけではなくて、学歴の高い人が自然としている生活習慣の中に、脳を若く保つ理由があると思うからです。

つまり、学歴が高く脳が若い人というのは、普段の仕事や生活の中で「脳を使う」習慣がある。一方で、学歴が低く脳が老化している人というのは、あまり脳を使わない環境に身を置いているという可能性があるのです。

しかし、脳を使うことは、本来、時間もお金もかかるものではありません。また、何か特別な仕事をしなければいけないわけでも、チャンスに恵まれなければできないわけでもない。

そう、脳を使うか使わないかは、これからの自分次第なのです。

脳の成長には、年齢も学歴も関係ない。それが私たちの知っておくべき真実といえるでしょう。

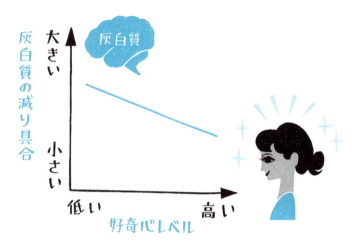

好奇心と脳の老化

脳を育てる「栄養」とは？

では、私たちがこれから、自分の思うように脳を変えていくために大切なことは何か？　それは、「知的好奇心」です。

前頭前野の刺激となる「勉強を続ける」ということは、明らかに脳の老化を防ぐ1つの方法です。ですから、たとえば生涯に渡って勉強を続けられた方は、そうでない方と比べると、脳の老化は格段にスピードダウンするでしょう。

年齢にかかわらず、脳のパフォーマンスを保つには勉強を続けること、つまり「知的好奇心」を持ち続けることがとても重要です。

約400人を対象に8年間に渡って行なった私たちの調査では、「知的好奇心」のレベルの高い人ほど、「側頭頭頂部《そくとうとうちょうぶ》」の萎縮が少ないことがわかりました（※5）。この側頭頭頂部は、本来であれば加齢とともに萎縮が進む箇所であり、情報の記憶や操作を担う「ワーキングメモリー」だけでなく、高次認知機能も担当している部分です。

つまり「知りたい」「学びたい」「達成したい」といった意識を常に持っている人というのは、脳の機能が保たれるということが、もう明らかになっているのです。

脳の新常識❹

○ 脳の成長のカギは知的好奇心。年齢も学歴も関係ない

× どうせ自分は頭が悪いから、勉強しても意味がない

大人の脳・子どもの脳の中では「何」が起こっているのか？

大人の脳の成長を考える上では、学生時代までの勉強ではなく、大人になってからの勉強こそ意味があります。それは、脳の発達と深く関連しています。

大人になってからの脳の発達の前段階として、生まれてから成人するくらいまでの大きな流れを見ておきましょう。

「生まれてから大人になるまで」の脳の発達

脳の発達スピードや突出した能力は、人により、育った環境により差が出ますが、脳の成長には大きな流れがあると考えられています。

それは、「後ろから発達し、前から壊れる」ということです。

赤ちゃんは、生まれてすぐの頃はまだはっきりと見ることも、声や音を聞き分けることもできません。生まれてすぐの視力は0・001〜0・002くらいで、「明るい」とか「暗い」程度しか感じられず、色の区別もないといわれています。

それが生後すぐから数年をかけて、細かい模様や文字まで見えるようになっていきます。この時期が、視覚を担当する「後頭葉《こうとうよう》」、聴覚を担当する「側頭葉《そくとうよう》」など、脳の後方にある部分の発達のピークの時期。見たり聞いたりすることについては、成長のかなり早い段階で大人と同じレベルまでできるようになるのです。

3歳頃になると、脳の真ん中あたりの発達に入ります。「頭頂葉《とうちょうよう》」にある「感覚野《や》（触覚を担う）」や「運動野（運動神経を担う）」の成長のスピードが、それまでと比べてぐんと上がります。

ピアノをはじめとする手先の器用さが必要とされる楽器や、バレエや卓球といった細かい動きをともなうスポーツは、この時期に始めると身につきやすいといわれるのは、このためです。

その次に発達するのが「前頭葉《ぜんとうよう》」です。この部分は、脳の中でも前側にあり、思考や感情、理性などを司《つかさど》るといわれます。

その中でも特に、私たち人間の脳に特徴的で、社会的な生活を営むことを可能にしているのが、「前頭前野」と呼ばれる部分です。熱を測るように、ちょっと手のひらをおでこに当ててみてください。ちょうどそのあたりの脳が前頭前野です。

この部分の発達のピークは、ちょうど「思春期」の頃。人によっては、20代まで著《いちじる》しい成長が続きます。

このように、脳の発達には順番と時差が、そもそも定められているのです。

脳は、個人差の大きな臓器です

大人になっても著しい成長が続く前頭前野は、考える、判断するなどの知的活動だけでなく、たとえばコミュニケーションをとったり、相手の気持ちを思いやったり、

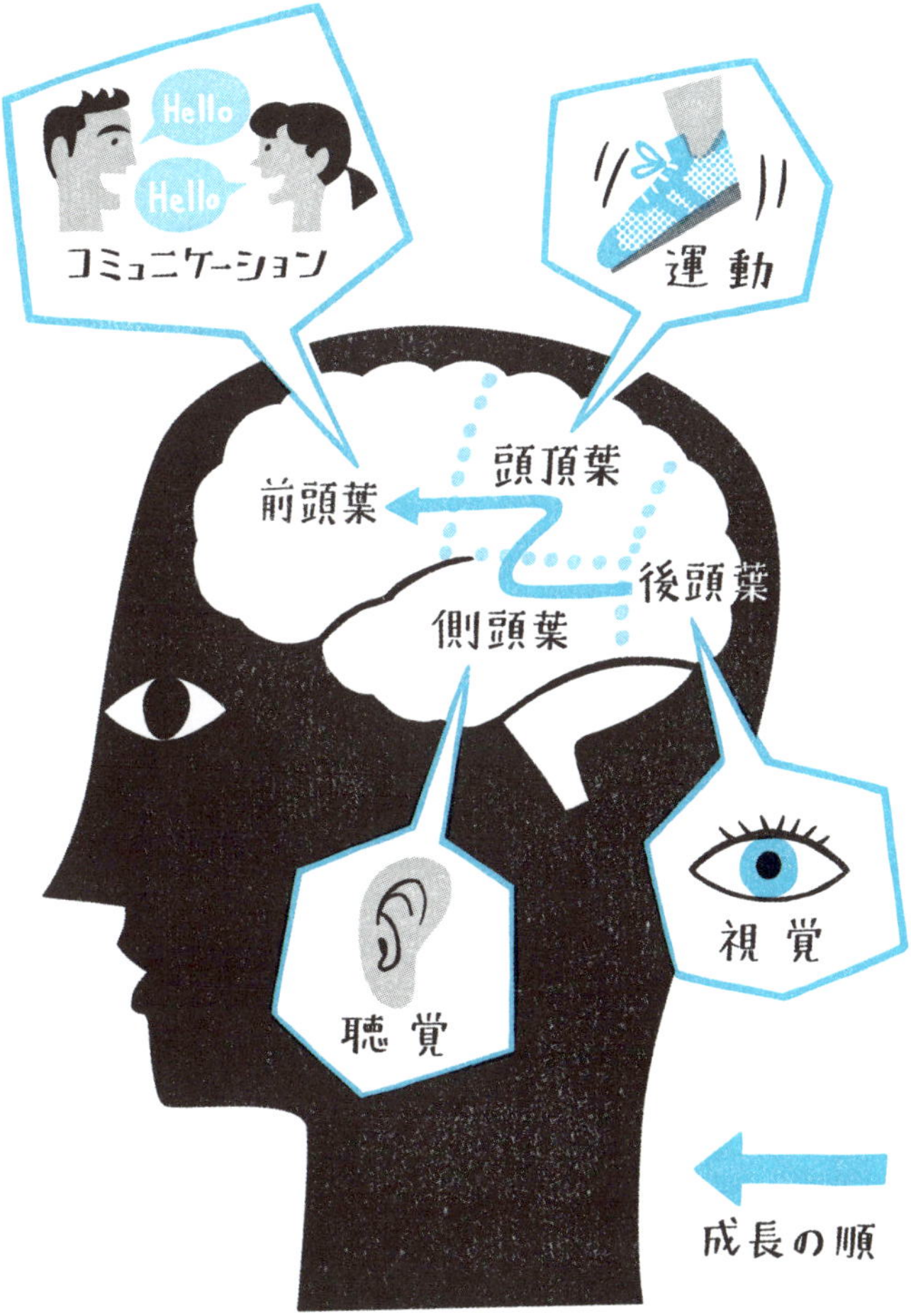

脳は後ろから前に発達し、前から後ろに衰退する

あるいは「空気を読む」ということも担っています。この部分が行なうこの知的な活動を、「高次認知機能」といい、整理すると、

・考える力
・計画する力
・判断する力
・決定する力
・洞察する力
・コミュニケーション能力
・我慢する力

などが該当します。

中学校、高校といった学校教育でも、この高次認知機能を成長させるための取り組みがなされています。たとえば、体育祭や文化祭の運営をすべて子どもに任せる、ということが当てはまります。これはまさに10代で成長のピークを迎える「高次認知機能」を育てるための試みといえるでしょう。

どのような文化祭にするか考える。スケジュールを計画し、実現に向けて様々な決定を下す。期限を設けてつくる。学校に許可をとるべきことを見極めるには洞察力も必要です。運営するためにはコミュニケーション力も欠かせません。その中では、妥協や我慢も強《し》いられるでしょう。

このような経験を通して得られる「人間的な成長」の多くが、実は「高次認知機能の成長」と重なるのです。

高次認知機能に裏付けられた能力は、いうまでもなく、社会に出ていく上では欠かせません。仕事において、あるいは家庭においても高次認知機能が十分に成長していない人はトラブルメーカーとなりがちで、周囲から次第に敬遠されていくことになるでしょう。

高次認知機能の成長とは、そのまま社会で生きていくための能力の獲得といえます。学校生活の中で高次認知機能をきちんと育むことが、将来的に活躍できる人になるかどうかにとっての重要な問題というわけです。

このことはノーベル経済学賞を受賞したヘックマン教授の調査でも明らかになっています（※6）。アメリカで行なわれたその調査では、「高校を卒業して大学に進学したグループ」と、「日本でいう大検を受けて大学に進学したグループ」の年収を比較しました。すると、大検を受けたグループに比べて、高校を卒業して大学に進学したグループのほうが、年収が平均で100万円ほど高かったというのです。

学校生活を通して育まれた「前頭前野」の十分な成長が、社会人としてうまく世の中を渡っていくためには不可欠だということが証明されたといえるでしょう。

もちろん、この前頭前野の成長は、学校生活の中だけで育まれるものではない、ということは強調しておかなければなりません。人と関わるあらゆる営みの中で育まれます。ですから、人と関わる機会が減れば、その分育むことが難しいというのは、事実だと思います。

大人になった今でも、前頭前野は成長のきっかけを待っています。その前頭前野にさらなる成長をもたらすために、大人にこそ勉強が大切なのです。

さらにいえば、学生時代までの勉強とは違うスタイルの勉強が、大人の脳の成長には不可欠です。

学生時代と同じ勉強では、大人の脳には物足りない

大人になったら、勉強のスタイルを変えたほうがいい。それもまた、脳の成長の順番と深く関連しています。

子どもの頃、脳は後ろから前へと成長していきましたが、ある点を過ぎると、神経同士がつながるスピードよりも、つながりをほどくスピードのほうが速くなり始めます。これが成長速度の低下であり、いわゆる老化ですね。

実はこのとき、脳の老化は「前から後ろへ」という順で進んでいきます。そう、先ほど説明したような、「高次認知機能」によって支えられている能力から、失われていってしまうのです。

最近、高齢ドライバーによる交通事故がよくニュースで取り上げられます。この高齢ドライバーの事故もこの、脳の衰えと関係しています。本人は若い頃と同じように

運転しているつもりでも、判断力や思考力などの能力は低下しています。その結果、歩行者を発見できなかったり、とっさに反応できなくなってしまう。

以前、テレビ番組で20~30代と、70代のドライバーの運転の様子を比較する実験を見たことがあります。それぞれに運転してもらい、直線道路を時速35キロで走行して、自転車が飛び出してきたらブレーキを踏んで止まる、という実験でした。すると70代のドライバーは、20~30代と比べ、平均で83センチも自転車に接近していました（※7）。車のスピードが遅くても、これだけの差が出てしまうのです。

あるいは、高齢になって急に短気になったり、思い込みが激しくなる方も多くいらっしゃいますが、これも脳の高次認知機能の衰えの影響といえるでしょう。

私の専門は認知症ですが、脳から見た認知症予防というのはまさに、この高次認知機能を司る前頭前野の部分を、年をとっても保つこと、といっても過言ではありません。

そう、認知症の特徴的な症状として、短期的な記憶力が極端に低下したり、コミュニケーションがうまくとれなくなるということが挙げられますが、これらは「前頭前野」が萎縮して、その機能が失われてしまったことによって起こると考えられているのです。

老化と成長の分岐点

ですから、大人になったら、それまで以上に高次認知機能を司る前頭前野をしっかりと刺激して、成長を促してあげることが必須です。神経同士のつながるスピードを高い水準で保っておくことで、脳の老化を阻止しようというわけです。

そんな段階では、学生時代の勉強スタイル――自分の席に座っていれば教壇《きょうだん》に立った先生が色々なことを話して聞かせてくれる――は、あまり効果的ではないかもしれません。そうではなくて、自分自身の好奇心が刺激されることを自ら選び取っていく必要があるでしょう。

そのためには、何を、誰に、どこで、いつ、どうやって学ぶのかから、自分で決めていくことが必要です。

すると勉強そのものに加え、勉強を始めるために段取りを組んでいる段階から、高次認知機能は刺激され、脳の機能は高まっていきます。大人の勉強では、実際に机に向かっているときだけではなく、

「何を勉強しようかな？」

「こういうことができるようになりたいけど、どうしたらいいいんだろう？」

「こんな力をつけたい」

などと考えているうちから、脳が活性化しているのです。

脳の新常識❺

○ 何を勉強しようか考え始めるだけで、老化の波を食い止められる

× 脳が成長するのは机に向かって勉強をしているときだけ

大人脳は遺伝の影響が小さい

脳の個人差を考えるとき、どうしても無視できないのが、遺伝の影響です。

「大人も、大人のための勉強をしましょう」

とお伝えしても、「もともと頭が悪いから」「学歴が低いから」「遺伝ですから」と、「今さら勉強しても……」と返されることがあります。

でも、皆さんが思うほど、私たちの脳はそのすべてを遺伝に決められてはいません。

つまり、

「学生時代に、どんなに勉強してもできなかったから、今さらしてもしょうがない」

「私の頭がよくないから、うちの子もそこそこでも仕方ない」

というような諦めも必要ないのです。

持って生まれた要素（＝遺伝要因）と育ってきた環境の要素（＝環境要因）が、どれだけ脳に影響を及ぼしているかというのは、「双子研究」から徐々にわかってきています（※8）。

「一卵性双生児」は「一卵性」という言葉が示すように、1つの受精卵が初期の細胞分裂の際に2つに分かれることで誕生します。受精卵がそもそも同じなので、遺伝的形質もほとんど同じです。

一方、「二卵性双生児」はもともと受精卵が2つですから、ごく一般的な兄弟間ほどしか遺伝的形質は似ていません。

これら2つのグループの脳を調べることで、どの部分がどれだけ遺伝に影響を受け、どの部分はそうではないかということがわかるのです。

このような研究からわかってきたことは、遺伝の影響をより受けやすいのは、「脳の後ろのほう」である、ということです。

先ほどお話ししたように、脳は後ろから前に向かって成長します。この後ろのほう――視覚、聴覚、触覚、運動能力など、子どもの頃によく発達する部分には、遺伝的な影響が8~9割と強く出てきます。ですから、視力や聴力、運動神経などは、自分の親と似たりよったりという可能性が高い。

一家揃ってメガネをかけている光景をよく見かけますが、これは目が悪くなりやすい習慣があるということに加えて、遺伝的要因もあるといってもいいでしょう。

一方、大人の勉強で注目している「前頭前野」(脳の前のほう)は違います。遺伝の影響が5~6割に限られるようだ、ということがわかってきているのです。4~5割も違えば、まったく別だといっても過言ではないでしょう。遺伝上ほとんど同じである一卵性双生児でも、子ども時代——特に10代をどのように過ごすかによって、考え方も人生もまったく違ったものになるということです(もちろん、似たような環境で育った一卵性双生児は、その生き方も似てきて当然ですが)。

つまり、考えたり、計画したり、コミュニケーションをとったりする、自己実現をするための力というのは、遺伝の影響が少ない脳の部分なのです。

平凡な親から非凡な子どもが生まれることを示す「鳶《とび》が鷹《たか》を生む」ということわざ

の背景には、脳の成長の仕方は環境によって変わるという科学的な裏付けがあるのですね。

このような事実を知っていると、大人になってからの勉強は、その人の素質というよりも環境が大切であり、かつ、「やりたい気持ち」や「学びたい意欲」があれば、どんなことにでも挑戦できる、ということがわかるでしょう。

さらに、子育てにおいても、「自分に学力がないから、うちの子も……」と諦めたり悩んだりする必要がないこともわかります。

自己実現をするための脳は、遺伝よりも、どんな暮らしをしているか、自分のやりたいことに向かって頑張れるかどうかがより重要なのです。

「がむしゃらな努力」からも卒業を

ただし、大人の勉強においては、学生の頃、テスト前にしていたような「がむしゃらな努力」はもう、卒業しましょう。もしあなたが、

「徹夜をして、英語の試験で合格するぞ！」

などと考えているなら、今すぐその「努力」はやめてください。大人の勉強においては、根性型の短期集中はいりません。

3章で詳しく説明しますが、そうやって短期間で詰め込むのは、私たち大人の脳には向きません。そのときはどうにか試験を突破できたとしても、すぐに忘れてしまったり、勉強自体を「つらい」「イヤだ」と思う原因になりがちです。

すると、勉強して活性化しているつもりで実際は単なるストレスとなってしまうでしょう。さらに、徹夜をすれば必ず睡眠は不足しますから、脳のストレスレベルは高まるばかりなのです。

脳の新常識❻

○ 脳の個人差は、本人の意欲や環境によって決まる

× 親の苦手科目は、子も苦手でも仕方ない

「男性脳・女性脳」と「理系脳・文系脳」

さて、1章の最後に、皆さんの勉強意欲を阻みかねない「脳に関する都市伝説」についてお話しししておきましょう。

男性脳と女性脳……って、存在するの？

脳の話をするとき、よく「男性脳」「女性脳」という言い方をされることがあります。「男性脳」「女性脳」というと、男性と女性でまったく違う2つのタイプの脳があるように勘違いされるのですが、そういうわけではありません。私は「脳はスペクトラムである」という言い方をしています。スペクトラムというのは「連続体」という意味です。

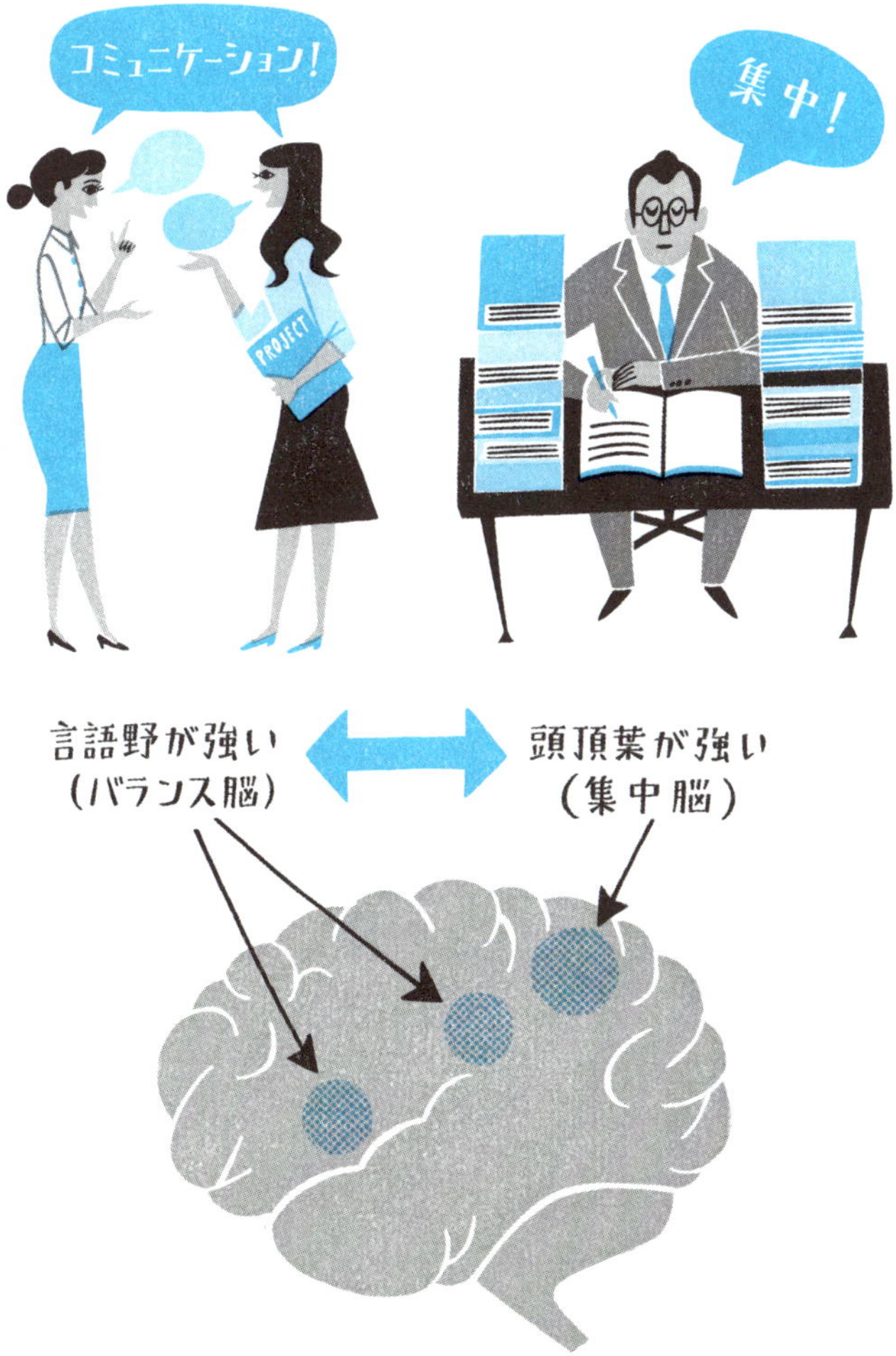

得意分野を決める２つの傾向

性別と得意分野の関連性

脳の中でも「言語野」の働きが強い場合は、共感性が高く、言語を扱うのが得意です。コミュニケーション上手でバランスを重視することができる「バランス脳」です。

空間認知を司る「頭頂葉」の働きが強い場合は、論理的思考能力が高く、1つのことにこだわりを見せる脳です。ここでは、「集中脳」と呼ぶことにします。

「バランス脳」はどちらかといえば女性に多く、「集中脳」は男性に多い、という傾向はありますが、あなたの性別で、どちらかの脳に決まるわけではありません。

おそらく、「集中脳」の男性は多いので、それをとって「集中脳＝男性脳」、「バランス脳」の女性が多いので「バランス脳＝女性脳」と呼ばれているのだと思いますが、男性だから、女性だからという理由だけで脳のタイプが決まるわけではないのです。

ですから、性別と考え方の傾向、得意分野は関連づけて考える必要はありません。

理系脳・文系脳と適職・才能

得意分野に関しては、「集中脳」的であればあるほど論理的思考能力が発達しているので理系に強いだろう、「バランス脳」的であれば言語が得意だから文系に強いだろう、ということはいえるのですが、実は、脳の傾向と「理系」「文系」も、直接のつながりはありません。

たとえば本や雑誌を企画したり編集したりする「編集者」は、皆さんのイメージとしても、「文系」の職業かと思います。

しかし、編集者が皆、「バランス脳」的な頭脳を持っているわけではありません。編集の仕事をしている人が皆、いわゆる「文系」的な思考をしているわけでもないでしょう。

あるいは、私のような医者や研究者は、「集中脳」が多いイメージがあるでしょう。確かに、寝食を忘れて研究にのめり込む、という方も多くいます。

けれども、そういう方ばかりが成果を上げられているか、というと、それは違います。多くのプロジェクトは、「集中脳」と「バランス脳」、両方の研究者が集まって進められています。

このように、男女によって脳の傾向があり、また職業によって多少の傾向はあるものの、その人の脳の状態は環境次第で変わっていきます。

生まれつき「バランス脳」の持ち主でも、幼い頃から何か興味のあるものと出合い、それを追求していれば、「集中脳」の人より強いこだわりだって持ち得ます。その結果、理系の道で才能を開花させることだって、大いにあり得ます。

反対に、「集中脳」の持ち主でも、その興味の対象が文学や歴史に向けば、立派な文系です。「バランス脳で文系」の人とはひと味違う、独自の考えを持つことができるのではないでしょうか。

男性だから、女性だからこの分野が得意（あるいは苦手）ということはないのです。

これからの時代、理系・文系に関しては、脳のタイプをあれこれいうのではなく、その枠組みそのものをはずして考えたほうが、勉強も人生も、もっと楽しくなると思います。

「右脳・左脳」の考え方は、もう古い!?

もう1つ、脳に関してはよく、「右脳が芸術脳」「左脳が理論脳」などの言い方がされます。「右脳をより強く働かせることで、新しい能力を開発しよう」という主張もあるようです。

それはそれで面白いとは思いますが、私は右脳と左脳とを分けて考えることの必要性はあまり高くないのではないかと思っています。

確かに脳は右と左に分かれ、それを脳梁《のうりょう》という部分がつないでいますが、機能的MRIで調べると、色々な動作の際には、脳の右も左も使って行なっていることが多いという結果が出ています。

なので、脳のどこか特定の部位だけを育てようとするのではなく、脳全体にとってよりよい勉強法・習慣を取り入れていただいたほうが、結局は脳にとっていいと思うのです。

さて、そろそろ私たち大人が、自分の脳を活性化し、そして何より人生を楽しむためには、どのような勉強をしたらいいのか、気になってきましたか？

さっそく次の章から、大人の脳にぴったりの勉強法——言い換えれば、好奇心を満たす楽しい生き方のコツをお伝えしていきましょう。

脳の新常識❼

○ 脳には男性脳・女性脳はない。あるのは「集中型」と「バランス型」のみ

× 男性脳は理系、女性脳は文系

第2章

机に向かってすぐ集中するための脳の「準備」

脳の準備①

「脳のやる気」に火をつける

1章では、脳の性質に触れながら、意外に脳が勉強をしたがっていること、勉強が何歳からでも遅くないことを紹介しました。

でも、私たちはつい、勉強に対して「何だか大変なもの」という印象を持ちがちです。「時間がないとできない」「面倒くさい」「大人になってまで勉強している人は、偉い」「始めたいと思ったまま、ずいぶん経つ」……なんて、思ったことはありませんか？　実はこれらは、脳の観点から見ても当たり前の感情です。

「先ほどまでの、〝脳は本能的に勉強が好き〟という話と違うじゃないか」と感じるかもしれませんね。脳が勉強を好きなのは前述の通りなのですが、それを「始める」というところに問題があります。

いうまでもありませんが、「始める」というのは、変化の起点です。それまでと違う状態に自分を変えることをいいます。

一方、健康法などを扱った書籍などで、体温を一定に保つために人体に備わった機能として、「ホメオスタシス（恒常性維持《こうじょうせいいじ》）」という言葉をよく見かけます。これは、文字通り恒常性――常に同じであろうとする人間の性質で、生きていくためには欠かせません。

私たちは皆、生まれながらに「それまでと同じであろう」という本能を持っているのです。

この「ホメオスタシス」の機能が常に働いているために、本質的には勉強が大好きであるにもかかわらず、それを「始める」ということにおいて、高いハードルを感じるようにできているのです。

「脳が勉強したがる環境」とは？

では、「勉強を始めること」に対する脳のハードルを取り除くには、どうしたらいいでしょうか。

その即効性のある方法は、「勉強しやすい環境をつくる」ことです。といっても、勉強机を買って、参考書を揃えて……ということではありません。勉強しやすい環境はそれとまったく逆です。


勉強専用のスペースをつくらず、勉強のための特別なものも用意しないことで、「いつでもどこでも、思い立ったときに勉強できるようにしておく」のです。


たとえば、勉強をする場所の定番として多くの方が挙げるのが、「図書館」でしょう。あなたが「勉強は図書館でしよう」と決めていたら、実はそれだけで、勉強し始めるのは「とても大変なこと」になります。

パジャマや部屋着の状態ならば、外出できるように身なりを整えなければいけません。真夏の暑い時期や冬の寒い時期、あるいは雨が降っていたりすると、外に出るのも億劫《おっくう》です。すると、もともとは外に出るのが億劫なだけだったはずなのに、いつの間にか「勉強＝億劫」になってしまうのです。

勉強に特別な環境を求めるのをやめて、いつもいる部屋の一角に勉強道具を置いておく。それだけで、億劫だと思う回数は激減します。そう、今すぐ身につけたいものは、なるべく身近に置いておくのが、脳にとっては効率がよいのです。

「勉強部屋撤廃」のすすめ

この「勉強はどこでもする」というスタイルは、特に若い方ほど、意識して取り入れることをおすすめします。

1章で、「高次認知機能」の話をしました。これは、私たちが何かをしようと考え、それを計画・決定する脳の働きでしたね。繰り返しになりますが、この高次認知機能を司る部分の脳の成長は、脳全体の中でも遅い。

具体的には、10代ではまだまだ成長は未熟で、20代でも完全に成長しきっていない方もいます。つまり、10代や20代はその人の習慣や生き方が決まる大事な時期ですが、一方でこの時期の脳は、強い意志を持ちづらいといえるのです。

日本では「勉強は勉強部屋で」という習慣が割と根強くあるようですが、これなどまさに逆効果。若ければ若いほど、通用しないということになるのです。

先ほどの図書館同様、「勉強部屋」を脳が拒否しているだけなのに、それにひきずられて勉強までイヤになってしまえば、元も子もありませんね。

実行までの障害はなるべく少なくする。それが、「いつでも勉強しやすい環境にしておく」ということの本質です。


障害が少ないほど、脳はやる気になりやすい。その観点からすると、最近徐々に広がってきている「在宅勤務」などの場所にこだわらない働き方は、脳に適しているといえます。ただし、特に若い方は、仕事を始めるための障害をなるべく少なくするように心がけましょう。

なぜなら、仕事のやる気も、環境による障害でくじかれてしまいかねないからです。

従来の、時間になったら出勤してオフィスで仕事というスタイルならば、出勤そのものは大変でも、職場に整えられた「仕事をする環境」の力を借りることができます。職場に着くと同時に、脳はスムーズに「仕事モード」に切り替わるでしょう。

一方、在宅ワークで自宅の机に向かって……となると、出勤の手間や時間は省けますが、今度は趣味のものやスマホなどの障害に、自分で対処しなければいけません。それで、脳を「仕事モード」にするまでに、意志の力が必要となってしまう場合があるのです。

働き方の多様化は、日本社会にとっての大きな課題です。オフィスに出勤することにこだわらない働き方は増えていくでしょう。

もしあなたがそのような状況になったならば、仕事を始めるためのハードルをなるべく下げ、家のどこにいても時間になったら仕事を始められるような環境にしておくことが大切です。

脳をその気にする「見える化」テクニック

自然と脳が、勉強に対してより積極的になる環境づくりのコツをまとめておきましょう。

・本棚はリビングに置く
・食卓の端に勉強道具を常備する
・資格試験のテキストは出しっ放しにしておく

このように、身近に勉強道具を置いていつでも見えるようにしておくことが、脳をスムーズに「勉強モード」にする秘訣です。

よく教育の専門の方は、「子どもの学習にはリビングがいい」といいますね。その理由は、どんな環境でも集中して取り組む力がつく、というようなことだったかと思います。しかしこれは、脳の側面から見ても「まったくその通り！」。勉強を始める際の物理的な障壁を低くすることの重要性は、大人も子どもも共通です。

私自身、子どもの頃からずっと、リビングで学習をしていましたし、大人になった今も、書斎ではなく家族の集まるテーブルで勉強をすることがほとんどです。

「勉強を始める」ということへの脳への負担は、できるだけ小さくしてあげてください。

COLUMN 書斎を置こう

大人の私たちにおすすめなのは、「書斎」です。

この「書斎」は、勉強や仕事などの「やらなきゃいけないことをする場」ではありません。「やりたいことをする場」です。特に男性は隠れ家的なスペースに憧《あこが》れがあるものですよね。大好きな本やオーディオや模型などを並べたスペースを確保して、「一気に気分転換をする」という方は、私の周りにも多くいます。そうすることで、オンとオフをうまく切り替えられ、仕事や勉強により集中できるようになるのです。

お子さんと趣味が一緒なら、子ども部屋を趣味部屋に改造するのもいいですね。勉強はリビングで一緒に、終わったら趣味部屋に2人でこもって鉄道模型を走らせる、なんていかがでしょうか。

楽しいこと、好きなことをするための部屋は、あなたの趣味をさらに深めてくれるはずです。

脳の準備②

短時間で脳の力を引き出す

前の項目では、脳の力を引き出すためには物理的な障壁を下げることが大切、という話をしました。これは、「時間」に関しても同じです。

忙しい方であれば、「帰宅してから1時間勉強しよう」とか「土曜日の朝に2時間勉強しよう」などと考えがちです。しかし実は、この時間の設定が1つの障壁となります。このように勉強計画を立てることで、「時間」というハードルが新たに生まれてしまうのです。

すると、疲れて寝てしまったり、予定外の用事が入ってしまったり、子どもに遊びをせがまれたり……結果として予定通りに勉強が進まなくなります。そしてついには、「勉強なんてできない」ということになりがちなのです。

それを思えば、大人にとってもっとも「物理的障壁の低い時間」は、ちょっとしたスキマ時間だと私は思います。移動時間やちょっとした待ち時間は、日常生活の中でちょこちょこ訪れますね。そんなときにサッと勉強の本を取り出して、開く。それが、勉強を続けるための秘訣です。

細切れの時間を勉強タイムに変える「メモ術」

「本を読んだり、語学のフレーズを覚えるには細切れの時間もいいけれど、論文を書いたり、難しい文献を読んだりするのであれば、小刻みの勉強時間では難しい」

こんなふうに考える方もいるでしょう。しかし、工夫次第で細かい時間も貴重な勉強時間に変えられます。

その工夫とは？　本当にシンプルなことですが、「いつも手元にメモを置いておくこと」です。

最近は、携帯やスマホは身につけていても、メモやペンを持っている人がすっかり少なくなりました。でも、スマホなどのメモ機能よりも、実際の紙とペンを使ってメモするほうが、心理的なハードルは低いと思います。

急に人から話しかけられたときに、「ちょっと待って」とスマホのロックを解除して、メモを起動して、そのとき頭に描いていたことを書き留める……ちょっと面倒くさくありませんか？　しかも、ふだんあまり使わない言葉なら、変換するのにも手間がかかります。

さらに、次のスキマ時間が来たときも、スマホを手元に出して、まずメモを開かなければいけない、というのもまた、1つの心理的なハードルではないでしょうか？流行のゲームがインストールされていれば、やりたい気持ちになるかもしれません。忙しい人ならば、メールもひっきりなしに来るでしょう。それらを脇に見ながらメモを選ぶのは、なかなか難しいのではないでしょうか。

多くの人は携帯やスマホを手にすると「つい開いてしまうアプリ」があります。その、何となく開いたアプリに、貴重なスキマ時間が費やされてしまうのです。

一方、紙とペンならば、パッと出して、そのとき頭に浮かんだキーワードをちょっと走り書きしておくことができます。余計な誘惑も入りません。

さらに、文字の大小も自由にコントロールでき、ちょっと記号を書き足したり、印象的な形ならそれをそのまま書き留めておくこともできます。つまり、紙とペンを使ったメモならば、頭で考えたことをより、そのままに近い状態で保存しておくことができるのです。

次のスキマ時間が来たときにも、手元にそのメモがありますから、すぐに前と同じテンションで続きを考えられるでしょう。

細切れの時間も、工夫次第でインプットにもアウトプットにも使えます。その積み重ねが、やがては大きな成果となるのです。

脳の準備③

勉強・仕事の効率は「順番」で決まる

スキマ時間だけではなく、まとまった勉強時間をとれる方、この勉強法を仕事などに応用したい方もいるでしょう。そこでここでは、勉強の効率を高めるための、「時間帯による脳の働きの差」について、話しておきましょう。

「優秀なビジネスパーソンは、朝の時間を大切にする」ということは、よく聞きます。最近は「朝活（平日の朝、始業前にカフェなどに集まって、読書会や勉強会を開催すること）」も積極的に行なわれているようです。

あるいは、「ひらめきが必要な仕事は朝」という方もいます。なぜ、朝がこんなにも、もてはやされるのでしょうか。

脳の機能を見てみると、朝は特別優れている、ということは残念ながらありません。では、朝も昼も夜も、いつでも脳の働きが変わらないかというと、そうとも言い切れないようです。なぜなら、機能そのものが変わらなくても、「疲れ」という点では、明らかに朝のほうが、状態がいいといえるからです。

私たちはかなりの情報を視覚（つまり目）から得ています。目を開けている限り、その情報収集は続きますから、起きていると脳にはどんどん情報が蓄積されていくことになります。言い換えれば、起きている限り脳は働き続け、疲れを溜め続けているということです。

眠れば脳も疲れがとれますし、さらには脳に蓄積された情報は、睡眠の間に整理されているのではないか、ということもいわれています。それをふまえれば、朝は頭の中が整理された直後なので、思考回路もクリアになってアウトプットにもつながりやすいのかもしれません。

それが、「朝はアイデアが湧く」「勉強や仕事が進む」という感覚につながっている可能性は大いにありますが、残念ながらこのあたりはまだ、医学的に証明されているとはいえません。

エビデンスがないとはいえ、これまで多くの方が朝の思考力の高さについては述べていますから、論理的思考能力やひらめきが必要とされる勉強に関しては、朝、取り組んでおいて損はないでしょう。

仕事ならば「企画」「判断力の求められる作業」「洞察力や考察の必要な作業」など。勉強でいえば、「論述問題」「長文読解」「証明問題」「英語の文献を読む」などがこれに当たります。

医学部生の常識「睡眠『前』学習」とは？

前著でもご紹介しましたが、医学部の学生だった頃、周りの友人たちにどんなふうに勉強をして大学受験を乗り切ったのかを聞いてみたことがあります。すると、驚くほど勉強の仕方が似通っていました。

まず1つの大きな特徴は、暗記物の勉強は特に「寝る前」にしていた、ということです。受験生ですから、英単語、イディオム（慣用句）、漢字、歴史の年号、古文の単語などです。

当時は、皆の勉強法があまりに似通っていることに面白さを感じた程度でしたが、脳の機能を知った今、その方法でなぜ多くの人が結果を出していたのかがわかるようになりました。

寝る前の暗記物が効果的なのは、睡眠と脳の関係に理由があります。

睡眠時間とは、前述のように脳の情報を整理していることに加えて、記憶を定着させる時間であることもわかってきています。私たちが眠っているそのときに、海馬はその日に入った情報を〝ふるい〟にかけ、大切なものとそうでないものを仕分けているようなのです。そして大切と判断されたものの記憶の道路は高速道路にしていきます。つまり長期記憶となるのです。

また、単に物事を記憶するだけではなく、関連づけも行なわれているようです。問題解決能力は、睡眠の後アップするという話もあります。

経営者の中にも、

「解決しなければいけない問題があるときには、寝る前にその問題を少し考えて、寝る。重大な案件であればあるほど、決断の前に寝る時間をとるようにしている」

という方が何人もいます。次の日に解決策を思いつくことが多いから、とその方たちは口を揃えていうのです。

あるいは、ピアノや運動など、技能として身につけたいものがあるときも、練習の後に十分な睡眠をとると定着しやすくなるようです。このような話は枚挙にいとまがありません。

極端ないい方をすれば、寝ないと勉強も技能習得もはかどらないのです。

となるとやはり、一夜漬けは論外ですね。学生までの試験勉強なら、「とにかく目の前の試験さえ乗り切れればいい」というものもあったでしょう。そういうものは一夜漬けで勉強して、さっぱり脳に定着しなくても困らないかもしれません。

でも大人の勉強は、試験をクリアした先に、資格を使いこなす、能力を身につけるなどの目標があるはずです。一夜漬けで知識を詰め込んでも、すぐに消え去ってしまったら、勉強する意味はほとんどありません。

また、資格試験の直前なども、「寝たら忘れてしまう」といって寝ない人もいるようですが、それは完全に間違っています。本当は逆で、「寝ないと忘れてしまう」のです。

定着率を劇的に上げる「寝る前の10分間」復習法

この「寝る前の暗記物」には1つ、絶対的なルールがあります。それは、「勉強したら、すぐに寝る」ことです。

勉強後はテレビもスマホもせずに、できればそのまま布団《ふとん》に直行しましょう。そうすることで、覚えたいことが脳に定着しやすくなります。

たとえば英単語の練習をしたとしても、その後に他のことをすると、英単語とその後にしたことの内容が混ざり合ってしまいます。これは「記憶の撹乱《かくらん》」と呼ばれる、私たちの勉強を妨げる現象です。この撹乱が起こらないようにするためにも、暗記をしたらすぐ、寝てしまうことが必要なのです。

どうしても勉強後に別のことをしたい場合は、寝る前に再度、10分でいいので、勉強の内容を復習しましょう。あるいは、会社から疲れて帰ってきて、長い時間勉強をすることが難しいときには、10分でいいので暗記しておきたいことを見直しましょう。そしてその後、すぐに寝てしまいます。

この10分をとるかとらないかで、学習の効率は大きく変わってきます。

忙しい大人こそ、脳の機能を知って、短い時間で成果を出していきましょう。

実践！　勉強時間の「賢い」組み立て方

もし、朝に思考やアイデア系の勉強、寝る前に暗記系の勉強、と時間を区切っての勉強ができない場合にも、1日の勉強時間の組み立て方を次のようにしてみてはいかがでしょうか。脳を効率よく使うことができると思います。

勉強のはじめ：論理的思考能力を使うもの

↓

勉強のしあげ：暗記物

↓

寝る直前（勉強から時間が空いてもＯＫ）
：暗記物の内容をざっと見直す

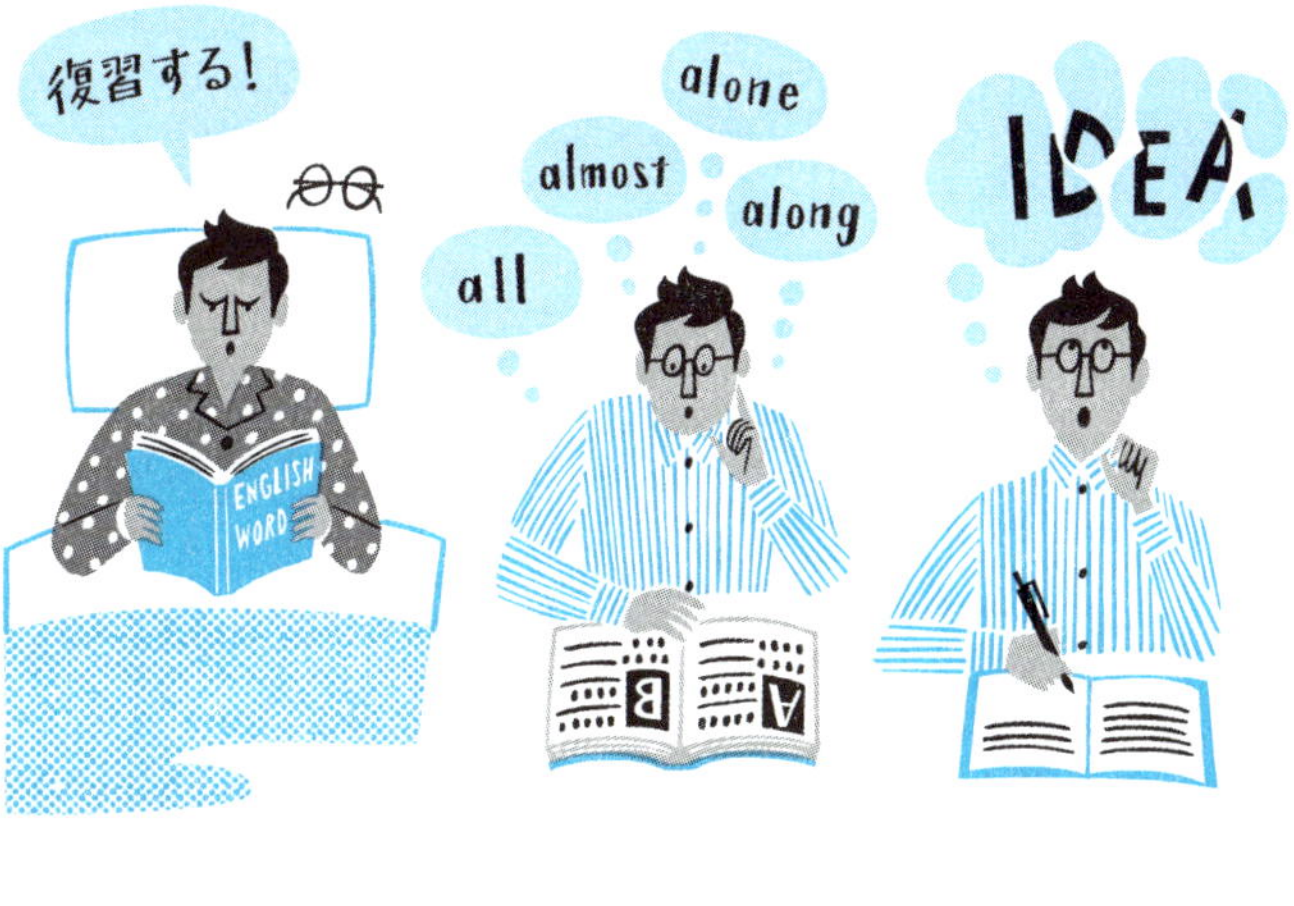

健康にも勉強にも「一夜漬け」が効かない脳の事情

私は認知症の研究が専門ですが、その上で日々感じていることがあります。

認知症は生活習慣と密接に関わっています。10年、20年と運動をしていない方、無趣味で人と交わらない生活を送ってきた方というのは、認知症のリスクが非常に高いグループに分類されます。そう知ったときに、急に「認知症に効くオイル」などを積極的にとったとしても、効果は望めません。

こうした「特効薬」のような健康法は、いってみれば「一夜漬け」のようなものです。数十年かけて積み重ねたリスクは、少なくとも年単位で生活習慣を変え、減らしていくしかありません。

同じように勉強も、覚えるのにかけた時間と忘れるのにかかる時間には、ある程度の相関性があるように感じています。

しっかり学んだものはいつまでも脳に残り、一夜漬けの知識はあっという間に消えてしまう。そんなふうに思うのです。

脳の準備④

大人初心者の教材《テキスト》選びのコツ

何かについてしっかり学ぼう、何かをちゃんと身につけようと思ったとき、あなたはまず、何から始めますか？

手のつけ方は十人十色でしょうが、このときに〝してはいけないこと〟は万人共通です。絶対に、「何百ページもある参考書を買ってきて、目の前に積む」のだけはやめてください。実はその行動が、「心理的な負担」となり、脳の「勉強する意欲」を削《そ》いでしまうのです。

この背景には、脳のメカニズムが深く関係しています。

脳の中で「好き・嫌い」を感じるのは、「扁桃体《へんとうたい》」という部分です。この「扁桃体」は、記憶を司る「海馬」の近くに位置しています。実は、この扁桃体の反応が、海馬にも影響を与えていると考えられるのです。

子どもの頃、好きな先生が教える科目は、嫌いな先生が教える科目よりも、成績がよい、ということがあったと思います。これはまさに、「好き・嫌い」が勉強の効果や成績に直結する実例です。

心理的負担を感じることなく、「好きだ」と思いながら勉強できれば、海馬にもいい影響が現われます。反対に、「イヤだな」と思いながら勉強すれば、海馬の活動は抑えられてしまうのです。

この面から考えると、勉強そのものも、なるべく「好き」や「楽しい」という感情とセットで行なうことが大切です。そして、私たちの脳は「わかる！」とか「できた！」と感じたときに、「好き」「楽しい」と感じやすいようにできています（中には、非常に難しい問題を考え続けるのが好き、という人もいますが、そういう人も、その先にあるひらめきや答えを得る瞬間に喜びを感じている場合が多いものです）。

ですから、何かを始めるときには、なるべく簡単なものや手軽なものを選んだほうがいい、といえるのです。

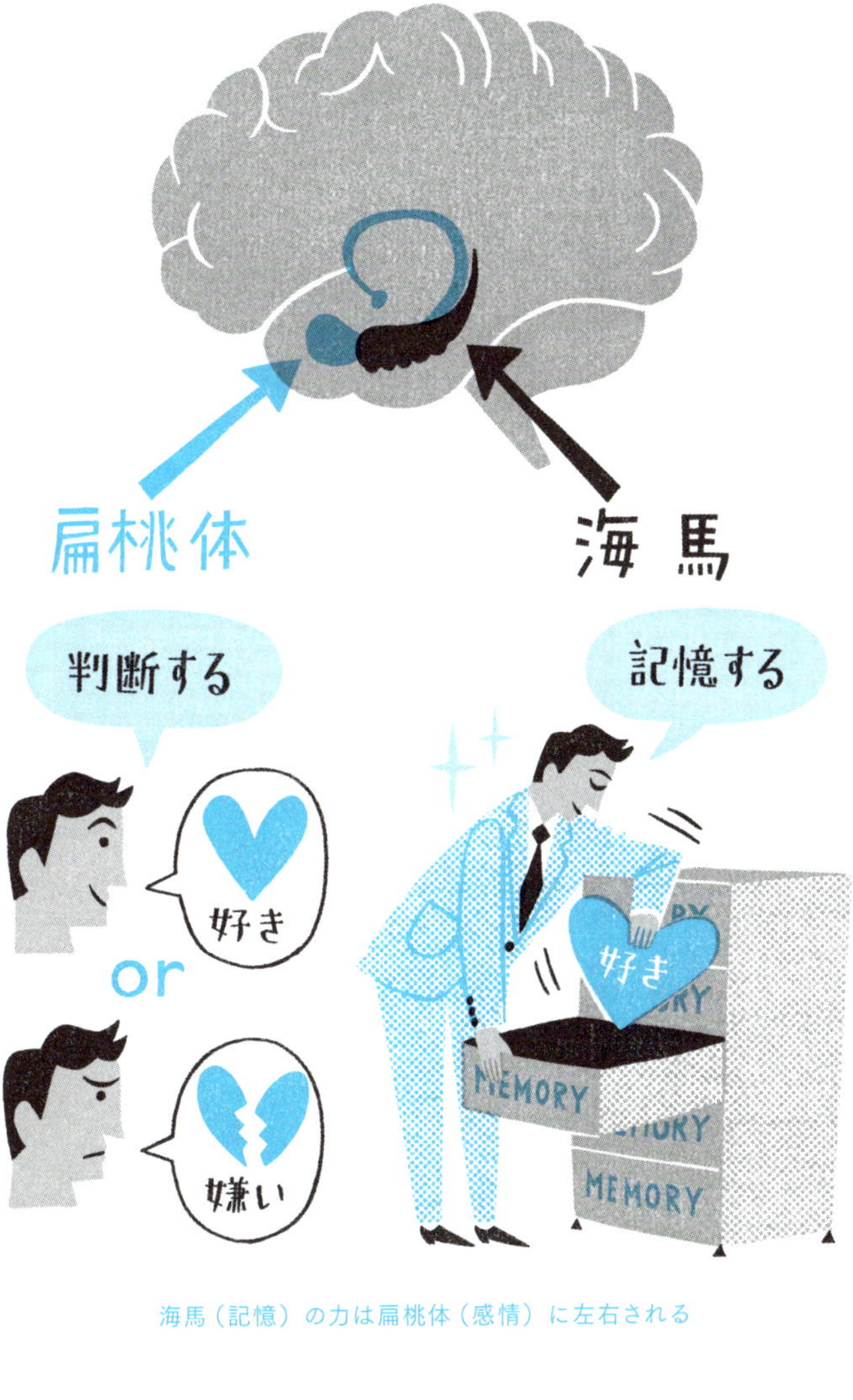

海馬（記憶）の力は扁桃体（感情）に左右される

たとえば、大人になった今こそ歴史を学び直そうと思ったとしても、いきなり「歴史大全」のような本を買ってきては、効率がいいとはいえないでしょう。むしろ大人こそ、マンガなど、エンターテインメントとして読めるものを探してみてください。

最近はこの脳の仕組みを、皆さん感覚的につかんできているのか、様々なビジネス書や医学系の書籍にも、マンガ化の波が押し寄せています。こういったものを、積極的に活用しましょう。

まずは、楽しみながら勉強する対象そのものを把握することが、重要なのです。

子ども向け・受験生向けの意外な役割

また、大人が勉強するにしても、必ずしも「大人向け」を選ぶ必要もありません。子ども向けの本は、難しい内容を、図版などを使ってやさしく書いていますので、その分野のことをざっと頭に入れることができるのです。

たとえば私は、自分の息子がよく見ている「子ども向けの図鑑」を、自分でも積極的に読んでいます。子ども向けといいつつも、そこに掲載されている情報の量は非常

に膨大で、まったく飽きることはありません。それを、たとえば、
「大人向けの恐竜や宇宙の本は……」
と探し始めれば、ちょうどいい入門書を見つけるのに時間がかかってしまったり、書店に行く時間をとれなくて、勉強開始がずるずると遅れたり……。あるいは、せっかく買った本でも難しくて、くじけてしまう原因にもなりがちです。

もう少し専門的なこと——たとえば医学など——に興味がある場合には、高校生が医学部受験のために読むような本からスタートするとよいでしょう。そうすると、その分野に対して浅く広い理解を持つことができます。

浅く広い知識を身につけておくと、いざ、難解なテキストを手にしたときにも、自分がどこを勉強しているのかの大まかな位置が把握できます。そのため、同じ難しいものに取り組むにしても心理的な負担が非常に軽くなり、心のゆとりが生まれるのです。

継続のためのよい動機付けになるでしょう。

何かを勉強するときには、まず「この分野で、なるべく簡単なテキスト」がないかを探してみることが、脳にやさしい勉強法なのです。

脳の準備⑤

モチベーションを高めて保つ

私たちの勉強を阻む「苦手意識」。「これをしなきゃいけないけど……何だかイヤだな」と思う、あれです。

子どもの場合、何か苦手な科目があると、親はどうしてもその科目を集中的に勉強させてしまいます。

学校での勉強は社会生活の基本となるものですから、「この科目は嫌い」とか「こんなこと勉強して、何になるの?」と思ったからといって、やらないでいいとはならないでしょう。

しかし、大人になった今は別です。「イヤだな」とか「何のためにこんなことをしなきゃいけないんだろう?」と思ったことは、あなたにとって向いていないこと。ある程度のところで見切りをつけてしまっていいと思います。

なぜそう思うのか、脳の仕組みから考えてみましょう。

脳には「汎化《はんか》」と呼ばれる特徴があります。これは「ある能力が伸びると、それにともなって他の能力も伸びる」という特徴です。

たとえば論理的に考えることが得意であれば、その部分を徹底的に身につけることで、自然とそれに関連する語彙《ごい》が増えていったりするでしょう。そこから新しい〝得意分野〟が広がっていくのです。

これは、いわゆる「勉強」だけにあてはまるのではありません。運動や音楽など熱中する趣味を持っている人は、その趣味を磨くことが、脳全体のパフォーマンスを上げることにつながる可能性もあるわけです。

あるいは、忙しく仕事をしているから資格試験をクリアするのは難しい、ということでもなくなってくるかもしれません。

あらゆる知的活動は、脳のレベルを高めることにつながっているのですから、仕事も勉強も趣味も、すべてを同時に高めていくことができるはずです。

「好きな勉強」こそ、大人の脳の最高のご褒美《ほうび》

ですから私たちは、得意なこと、好きなことにフォーカスして、勉強をしましょう。あるいは、苦手なことをやらなければいけないときにも、好きなことと結びつけて勉強するようにしましょう。

英語の文法が嫌いで、長い間英語から遠ざかっていたという40代の女性は、ビジネス英会話のクラスに参加することに。「とりあえず1年は」と続けてみたところ、ずいぶんと楽しくなったといいます。

「学生の頃は英語の成績が悪くて、ずっと苦手意識があったのですが、会話を中心にしたら案外楽しくて、自分でも驚くほどでした。営業職ですし、話すのが好きなので、スピーキングのほうが自分に合っているようです。海外のクライアントとも英語で会話ができたらと、頑張っています」

文法の知識などは後からついてくるものです。好きなこと、得意なことを中心とし

ていれば、継続しやすいというメリットもあります。特に語学は「勉強を続けることができるか」が勝負。となると、好きな方法で取り組むのが何より大切といえるのです。

「慣れていない」と「向いていない」を取り違えない

ただし、何事も始めるときには、うまくできなかったりして、ついネガティブに考えがちです。そのときは、そのこと自体がストレスなのか、それがうまくできなかったりわからなかったりすることがストレスなのかは、よく見極めてください。

「うまくできない・わからないストレス」が大きいなら、それは続けているうちに、必ずストレスではなくなります。そのときにストレスに感じたとしても、続けていくことをおすすめします。

COLUMN

大人の勉強に「競争」は不要

小学校での「手をつないでゴールする徒競走」が話題になりました。賛否両論あるようですが、私は子どもの頃はある程度、競争をしたほうがいいと思います。なぜなら、受験であれ、スポーツであれ、一生競争と無縁で過ごすことはできないわけです。結局は社会に出てからも競争にさらされるわけですから、子どもの頃から勝ったり負けたりする経験は必要です。

一方、大人の勉強では、なるべく競争しないほうがいいでしょう。矛盾するようですが、この社会が非情なほどの競争社会になっているからです。「うつ」になる人というのは、実は競争を勝ち抜いてきた人に多いのです。エリートサラリーマンが初めての左遷《させん》や同期との出世争いに敗れて「うつ」になる、というパターンです。これは、大人になってからも競争をし続け、勝ち続けてきたからこそ起きてしまうことです。

このような挫折《ざせつ》を防ぐためにも、早い段階でご自身がオンリーワンになれる道を探しておくことが大切です（２２９ページ）。

脳の準備⑥

好奇心は「理由」から生まれる

大人にとって、好奇心が大事というのは、前にも述べた通りです。

でも、もし何かを勉強しようにも、「知的好奇心を持つのが難しい」と思ったら、最初は誰か他の人に、「楽しいポイント」を教えてもらいましょう。具体的には、関連する「習い事」を始めるのがおすすめです。

大人のための習い事は昨今ずいぶんと増え、カルチャーセンターなどにもたくさんの講座があります。最近は定年後に英会話を始める人も増えています。

習い事には、大人の好奇心を生み出す、いくつかの理由があります。

まず1点目は、仲間がいることです。

どんな習い事でも、「完全にひとりきり」ということはほぼ、ありません。必ずといっていいほど「先生」がいますし、また、ともに取り組む「生徒」がいることも多いもの。誰かと一緒に学ぶと、楽しみを共有することができ、継続の大きな助けになります。

2点目は、習い事というとある程度定期的に通うことになります。習い事を始めると、次第にそれが習慣になるわけです。

習慣になれば、私たちのホメオスタシス（79ページ）はその習慣を継続する方向に働くため、自然と勉強が続くようになるのです。

知的好奇心の本質とは？

もう1つ、好奇心を生み出す上で重要なことは、「何のために勉強をするのか」を明確にしておくことです。たとえば、

「英語の勉強をしたいのですが、何だか続かなくて」

というような方がいれば、私は、

「何のために、英語の勉強をするのですか？」

と質問をします。シンプルな質問ですが、即座にはっきりと理由を述べられる方は、意外に少ないもの。

「TOEICを受けるので、高得点をとりたいから」

など、本質的でない答えをおっしゃる方も多くいます。そうではなくて、「なぜ、TOEICで高得点をとりたいか」が、勉強する本当の理由です。

英語の試験で高得点をとって、その後、どのようになりたいのか。高得点をとったところで思考をストップさせてはいけません。「その先」を考えるのです。

自分のなりたい理想の姿を死ぬほど考える。考え続けることが、好奇心を持ち続けるためには非常に大切です。

そうでなければ、試験に合格したり、目先の目標を達成した時点で勉強への好奇心がなくなり、「燃え尽き症候群」に陥ってしまうかもしれません。

死ぬほど考え続けると、自分がどんな姿を理想としていたのかが見えてきます。

「英語の勉強を続けてきたのは、実は翻訳家に憧れていたからだ。翻訳家になって、大好きなイギリスに住みたいからだ。イギリスに住みながら、翻訳の仕事をするために必要な勉強は何だろう。必要な準備は何だろう」という具合です。

ですから、何かを始めるときには、「何のためにそれをするのか」をもっともっと掘り下げて、何度も何度も考えることが、非常に大切なのです。

それなのに、この思考を実行している人は、驚くほど少ない。

この本を手にとってくださった方は、きっと何かを勉強しているか、これから始めようと思っている方でしょうから、ぜひご自身に問いかけてみてください。

「自分は何のために勉強をしているのか？」

その答えがすぐに出てこなければ、真の好奇心とはいえないと思います。

もし答えられなかったなら、今、この瞬間にでも、自分の勉強の目的を考える時間を持ちましょう。何かに書き出すことも有効ですから、ノートや手帳に、頭に浮かんだことを書き出してみてください。

「その先の楽しみ」をもっともっと描く

もう少し、この「勉強をする理由」について考えてみましょう。

先日、医学部への入学を希望するお子さんをお持ちの親御さんに、講演をさせていただきました。そこで親御さんにお伝えしたことは、

「医学部に入ることを目標にしないでください」

ということです。もしかしたら、医学部合格のためのセミナーで話す内容ではないと思われたかもしれません。しかし、医学部入学を勉強の目標にするのは、絶対によくないと思います。

医学部合格の先に何があるのか。その先の将来の夢を描くから、勉強へのモチベーションがアップするのです。

ですから、子どもに医学部を目指してほしいときに親御さんができることがあるとすれば、

「医者になったら、こんなに面白いことができるよ」

「医者になると、こんな研究ができるよ」

と、ひたすら「その先」のいいイメージを描く手伝いをすることです。医学部合格ではなく、医者になるでもなく、「その先」の話をするのです。

「高学歴→社会で活躍している人」を解剖してみると？

先日ある雑誌で、東大生174人をターゲットにしたアンケート調査の監修をさせていただきました（※9）。その中に、

「親から『勉強しなさい』と言われたことはありますか？」

という問いがありましたが、その答えは、「ない59％、言われていた41％」。

この調査からも、子どもを本当にやる気にさせるのに、「勉強しなさい」という言葉には、それほど意味がないということがわかります。親の役目はあくまで、将来、その目標がかなったときのいいイメージを子どもに持たせることに尽きるのです。

すでに大人になった私たちは、自分自身に対して、この「親の役」をしなければな

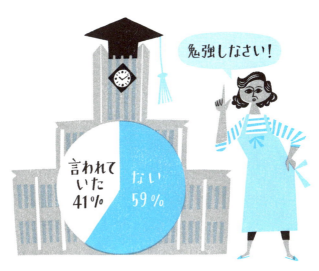

親から「勉強しなさい」と言われたことはありますか？

りません。親が子どもにそうするように、私たちは自分に向かって、「こんな素敵な将来があるよ」という「その先のよいイメージ」を語りかけましょう。

「自分はどうなりたくて、そのために何の勉強をするのか」が明確になればなるほど、あなたの知的好奇心が枯れるということはなくなります。

そして知的好奇心を持ち続けられれば、勉強の成果は驚くほど着実に現われるようになります。

さらにその先を見ると将来の認知症予防にもなるのですから、文句のつけようもありません。

第3章

脳が本気になる大人の勉強テクニック

脳の成長法則①

全体↓細分化を徹底する

今は「脳医学者」という立場ですが、若い頃、司法試験の勉強をしていたことがあります。興味の幅が非常に広く、様々なことに挑戦していたのです。

その司法試験の勉強の中で素直に感じたのは、「こんなに知識をつけられるなんて、すごい人もいるものだ」ということでした。それだけ、当時の私にとっては、法律の勉強は大変なものでした。

たとえば『憲法』ひとつとっても、テキストが非常に分厚く、全然頭に入らない。問題集などで細かい内容をさらおうとしても、やはりうまくいきませんでした。

勉強は、石の塊を鑿《のみ》で彫《ほ》って、彫刻作品をつくっていくようなものです。全体像をイメージする前にいきなり目を彫るような人はいませんよね。全体を大き

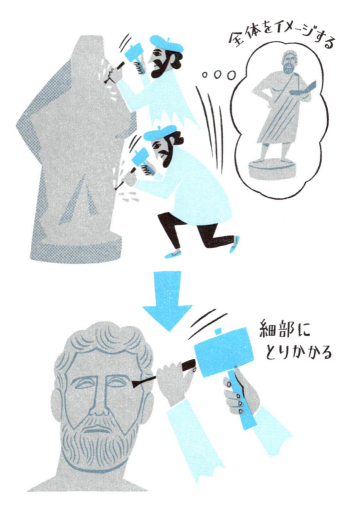

大人の脳は、全体のイメージに細部を結びつけて把握している

く削って、だいたいの形をつくらないと、細部にかかっていけない。勉強もまったく同じです。まずは自分が勉強すべきことの全体像を把握することからスタートしなければ、せっかく仕入れた知識が正しく紐づけされません。時間をかけて暗記したつもりでも、「覚えていないことと同じ」になってしまうのです。

当時の私はそのことをまだ知らなかったので、いきなり『憲法』のひとつひとつの条文を見ていたのでした。いきなり「目」の部分を彫ろうとして、試行錯誤していたわけです。

それで、自分では頑張って勉強していても、脳にスムーズに定着せず、そのうちに司法試験の勉強にも嫌気がさしてしまったのだと思います。

もし当時から「脳の仕組み」をある程度知って勉強をしていたら、もしかしたら今頃、弁護士になっていたかもしれません。

「順番通り」には勉強できないのが大人の脳

「いきなり細部から入ってはいけない」

この典型的な例が、「歴史」です。学校での歴史の授業を思い出してみてください。だいたいが、「縄文時代」や「四大文明」から始まって、時代を追いかけていきませんでしたか？

脳の性質を考えると、この勉強の仕方は非常に効率が悪いといわざるを得ません。それに何より、現代まで辿《たど》り着く前に授業時間が足りなくなって、「明治時代」や「アジアの歴史」などが割愛されてしまったりするのです。

そのあたりの「割愛」されやすい部分は、入試に出やすいばかりでなく、今の日本の直接の土台となる大切な知識です。また、「今」の日本や世界とつながりが深い分、他の時代と比べても記憶に定着しやすい内容でもあるはずです。

それらが割愛された結果、「覚えるのが大変だし、役に立たないから、歴史は嫌い」なんていわれてしまうとしたら、歴史という科目そのものが残念にさえ思えてきます。

おすすめなのは、まずは何か1つ切り口を決め、ざっと全体をさらっておく方法です。教科書などは細かすぎて、ひと通り読むだけでもかなりの時間がかかってしまうので向きません。マンガやドラマなどを活用して、全体像を把握するのです。

すると、詳しい学習の中で出てきた事柄も、脳は全体の中で位置づけて受け取ってくれます。そのため、何もないまま1つずつ時代を辿っていくよりも、記憶に定着しやすくなるのです。また、今につながる流れの中で捉えられ、親近感が湧いてきます。

たとえば日本文化史なら、「誰が文化の中心だったか」を切り口に、天皇→貴族→武士→町人→市民（今の私たち）という大きな流れをまずはおさえます。

ポイントは、なるべくシンプルに、全体を見渡すことです。

細かい知識について勉強するときには、この大きく捉えた年表は、頭の中に開いたままにしておきましょう。「今は、この時代のこのあたりを勉強している」という自分の位置がわかるようになります。

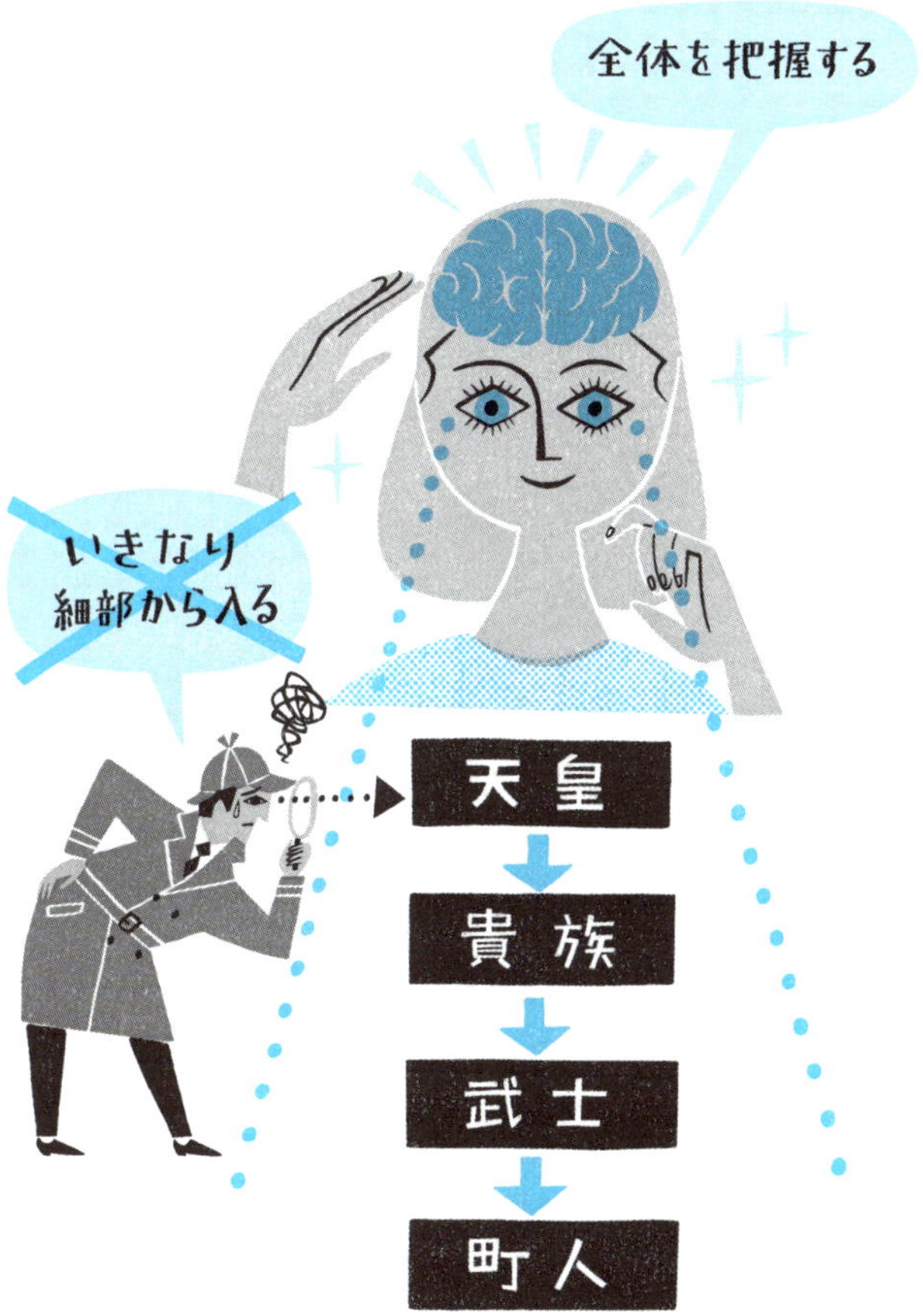
全体を把握する
いきなり
細部から入る
天皇
貴族
武士
町人

効率のよい記憶の手順は？——大雑把でもまず全体を描くこと

「あ、このことは聞いたことがある」「これはここに位置づけられる」と脳が感じるかどうかが、知識が脳にきちんと定着するかどうかの分かれ道です。

学習効果が格段に上がる3つのステップ

このように、歴史の分野を例に説明すると、だいたい「全体像を把握すること」の大切さをわかってもらえるのですが、残念ながら多くの方は、それを別の勉強に応用せずに終えてしまっているようです。

たとえば「宅建（宅地建物取引士）の勉強をしよう」などと思ったとき、いきなり問題集を買ってきて解こうとしてはいませんか？

そうではなくて、まずはどんな分野のどのようなことを学んでいくのかをおさえること。自分の頭の中に、勉強のための地図をつくる気持ちで、大きく全体を眺めるのです。その全体図の中から、まずは大切なことをざっと勉強します。その地図に、大事な事柄をピンで刺すようなイメージです。

そして、大まかな地図ができあがってから、細かい内容に入っていくという手順をとります。どんな勉強でも、方法は同じです。

1 どんな内容を学ぶのか、全体像や流れをおさえる。頭の中に年表や地図をつくるイメージで。

2 その中で重要なことだけを、まずは勉強する。できれば数回繰り返す。重要事項を頭の中の年表に書き込んだり、地図にピンを刺すイメージで。

3 細かい内容をひとつひとつおさえていく。

これをするだけで、脳は今までよりもはるかに、勉強内容を吸収するようになります。

この勉強の3ステップは、仕事にも応用ができます。

私のような研究職では、日本だけでなく海外においても、どのような研究がどの程度進んでいるのかを知らなければなりませんから、全体を把握することは必須の作業です。また、そうしておくことで、さらなる未開拓の分野を見つけることができるようにもなります。

あるいは、企画職なら、今の市場状況の全体像をつかむことが、新たなアイデアを生み出す前提となるでしょう。

法人営業の場合にも、自分が働きかけている会社の業界における位置づけを把握することから始めれば、提案の仕方も変わってくるはずです。言語化されない「相手のニーズ」を汲みとることができれば、結果は自ずと変わってきます。

まずは、なるべく大きな地図で全体像をつかむこと。そして、その中の位置づけを、ピン止めするイメージで固めていくこと。この流れで、勉強も仕事も成果が上げられるのです。

脳の成長法則②

「5分の予習」が結果を変える

働きながら勉強を続けている方であれば特に、予習・復習の意識はあまり持てないかと思います。勉強時間そのものを確保することも難しいのですから、仕方のないことはいえ、脳への定着や学習効率を考えれば、予習・復習は不可欠です。

その日の学習量そのものが減ったとしても、特に予習には時間を割いたほうがいいでしょう。

脳は、「知っていることほど好ましいと思う＝ファミリアリティ」という性質を持っています。つまり、なじみのあるものほどいいと思う、ということです。

加えて、「好きだ」と思った分だけ勉強がはかどるというのは、106ページでお伝えした通りです。つまり、予習によって「これから学ぶこと」が「知っていること」

になり、「知っていること」が「好きなこと」になり、「好きだからより定着する」という好循環が起こせるのです。

そこで、新しいことを勉強しようとする前に、5分でいいのでこれから学ぶことにさっと目を通しておきましょう。30分、1時間かけて予習をする必要はありません。

講座やセミナーもそうですし、本を読む場合でもその日の範囲をざっくりと見ておきます。流れを頭に入れておく、大切な用語に目を通しておく。それだけでも脳のファミリアリティはぐっと上がるため、定着率をぐっと上げることができます。

図鑑も大事な「予習」の1つ

私は様々なところで図鑑をおすすめしていますが、大きな意味で図鑑も1つの「予習」です。

詳細は前著に書いた通りですが、図鑑には、子どもが成長を通して学ぶ内容の多くがまとめられています。宇宙や恐竜、植物、動物、鳥、人体、乗り物、元素、世界の国や国旗など図鑑で扱うテーマは多岐に渡ります。

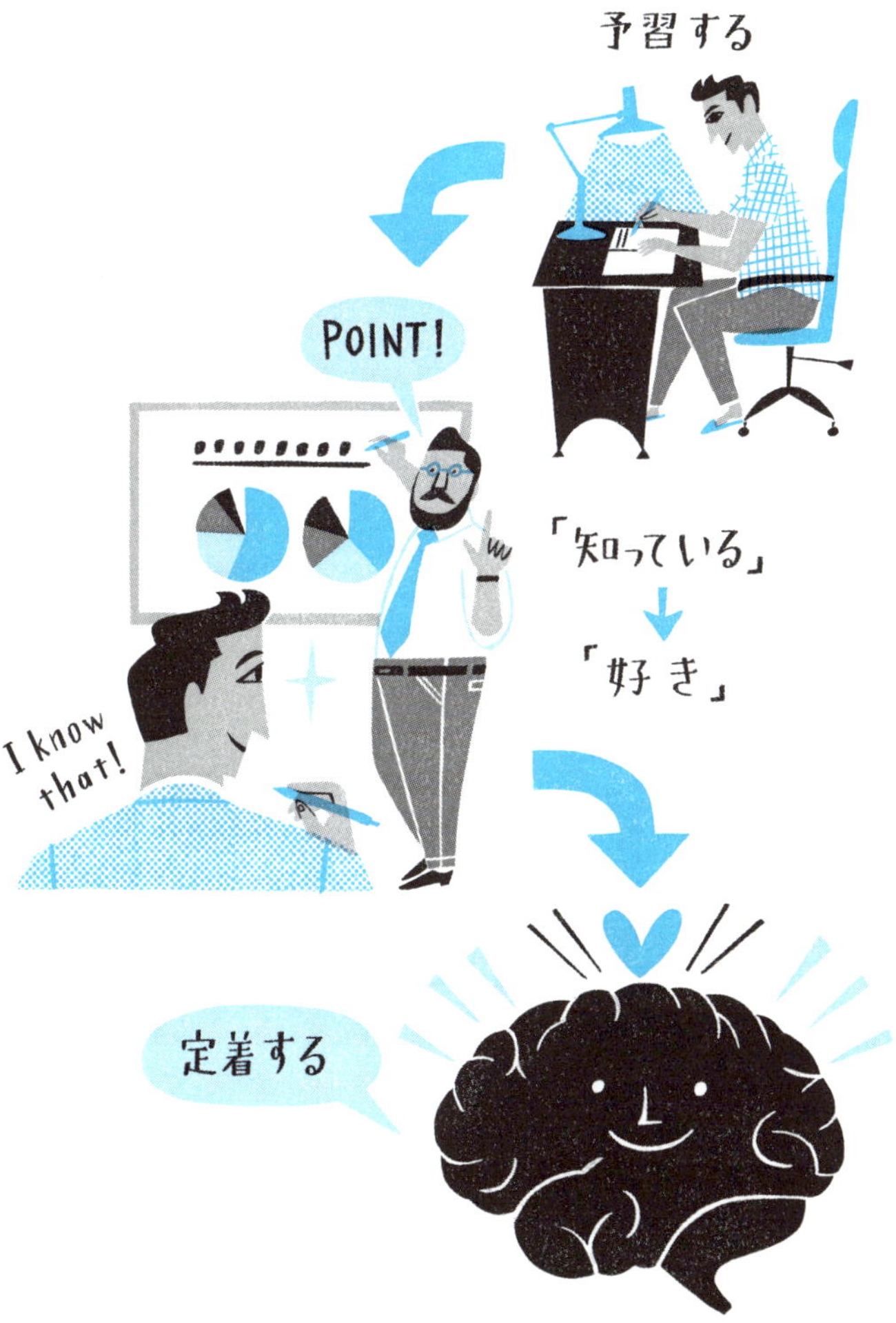
予習する
POINT!

「知っている」

「好き」

I know that!

定着する

なぜ予習すると定着率が上がるのか？

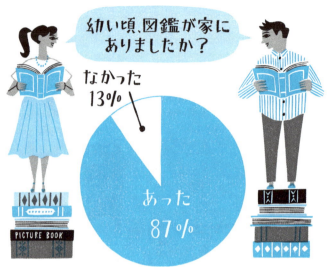

東大生の約９割は図鑑を読んでいた！

それらを図鑑でざっと見ておき、頭に入れておけば、脳に知識の下地をつくることができます。改めて学校の授業で出てきたときにも、スムーズに身につけられるのではないでしょうか。

前述のアンケート（※9）には、東京大学に進学した子どもの87%が、「幼い頃、図鑑が家にあった」という結果が出ているほどです。

それだけ予習、そしてファミリアリティは、学習をスムーズにするための重要なキーワードなのです。

脳の成長法則③

「学ぶよりまねる」で成長スピードが上がる

脳は、何かを「まね」することが非常に得意です。

また、そもそも能力の獲得のためには、模倣は必須です。ですからまねというのは、私たちが思っている以上に大切なことなのです。それは大人も子どもも変わりません。

私たちの脳には、模倣を助ける神経細胞があると考えられています。鏡に映すようにまねをすることから「ミラーニューロン」と呼ばれているものです。

このミラーニューロンは、他の人の行動を見ると、「それをしたときと同じように」脳の神経細胞が活動するというもので、模倣するときだけでなく、他人の気持ちに共感するときにも働いていると考えられています。

先日、あるインタビューで声優の方が、面白いことをおっしゃっていました。走っているキャラクターに声を吹き込むと、自分が走っているわけでもないのに足が筋肉痛になるというのです。これなどは、ミラーニューロンによる共感が、体の筋肉にまで影響を与える例といえるでしょう。

あるいはきょうだいでも下の子のほうが成長が早い、ということはよくありますね。これは、すぐ近くにまねをできる兄や姉がいるからでしょう。私たちは子どもの頃から、無意識にまねの力を使っていると考えられるのです。

大人の勉強も同様に、まねを上手に取り入れることで、その習得スピードを上げることができます。

数年前、子どもの頃に習っていたものの大して上達せずにやめてしまったピアノを再開しました。自分なりの練習のコツは、どの曲を練習するときも、まずは先生の弾く様子をひたすら見ること。楽譜だけを見ていても、全然うまくならないからです。

先生の弾く様子を見ていると、指だけではなく身体全体で弾いていることがわかります。姿勢や力の入れ方、視線などをつぶさに観察して、できるだけ同じようにする。すると、驚かれるかもしれませんが、楽譜だけを見て練習していた子どもの頃より、上達が早いのです。

そんな実感があるものですから、再び挫折することもなく、今はピアノを楽しんでいます。

大人になって始めたことだって、やり方次第で子どもの頃と引けを取らないスピードで上達できるというのは、皆さんにとっても朗報ではないでしょうか。

私のピアノは幼少期にしていたことの再開ですが、まったく初めてのことも、工夫すれば同様の成長曲線を辿ることができるでしょう。

何かを始めるときは、まず、まねができる先生を探してみてください。

先生選び――見落としがちな勉強の秘訣

どんな人を先生にしようか、と迷ったときは、なるべく一流の、手も届かないような相手を選ぶといいでしょう。

一流の人というのは、自分が持っている知識や技術を、喜んで教えてくれるもの。「弟子入り」すると喜ばれることのほうが多いはずです。身構えたり恥ずかしがったりせずに、思い切って懐《ふところ》に入ってしまったほうが、いいのですね。

もし個別で教わることがかなわなくても、その人をあなたのメンター（助言者）と捉えるだけで、勉強の幅が拡がります。一流の方と直《じか》に接する経験は、それだけ貴重なのです。


絵を描くことを仕事にしたいと望んでいるある女性の話です。

彼女は、シンプルな画風で知られる著名な画家と知り合いになってから、絵や人生に対する取り組み方が変わったといいます。その画家の家には、その単純な画風からは想像もつかないほど、詳細な人物や風景のスケッチ、静物のデッサンが所蔵されており、単純な線画に到達するまでの長い道のりが感じられたそうです。

また、早寝早起きといった生活習慣や、暇があれば外を歩き四季を身体で感じている様子など、「絵以外のこと、教科書には書いていないことも、たくさん学ばせてもらっている」と話していました。

机に向かってする勉強の場合、まねというのは、少し難しく感じられるかもしれません。でもその場合は、この女性のように自分が目指しているものにすでになった人との付き合いを持つことが大きなプラスになります。

たとえば会計士になりたいなら、会計士の人と知り合いになってみる。プログラミングができるようになりたいなら、プログラマーと交流を持つ。センスがよくなりたければ、デザイナーが集まる会合に顔を出してみる。

周囲にそのような人がいない場合も、インターネットで調べてみれば、出会いのチャンスはたくさんあります。

大人の勉強のいいところは、この「まねしたい相手」を、子どものときよりも見つけやすいところにあると思います。ぜひ、行動に移してみてください。

脳の成長法則④

海馬の使い方を変える

脳のあらゆる細胞は、加齢に応じて右肩下がりで減っていきます。しかし、例外的にいつも新しい細胞を生み出している部位があることがわかってきました。それが海馬です。

首の裏側あたりの、ちょっと奥まったところにある小指ほどの大きさの海馬は、私たちの記憶を担当しています。病気や事故で海馬を損傷すると、記憶ができなくなってしまうように、海馬がなければ私たちは物事を覚えることができません。

他の脳細胞が減る一方の中、唯一新生《しんせい》している。この事実は、それだけ「記憶」が私たちにとって重要であるということを示してくれています。

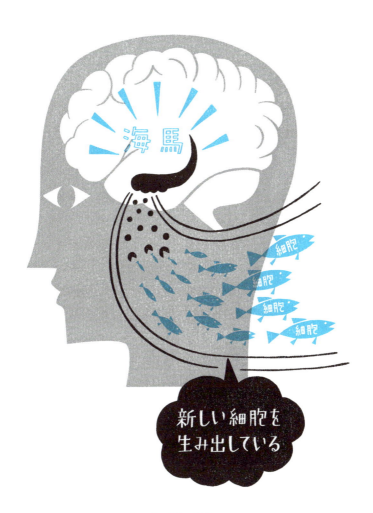

海馬だけ細胞が新生している

「大人になると記憶力が下がる」は脳医学的にウソである!?

記憶を司る海馬の脳細胞は、大人になっても新しく生まれている。それなのに私たちはよく、記憶力の低下の理由を加齢に求めます。「年をとると記憶力が下がる」というのは、誰もが思っている「常識」なのではないでしょうか。

なぜ、海馬の脳細胞は新しく生まれているのに、記憶力が下がったと感じるのか。そこには理由があります。

子どもは物事を記憶するとき、まるで情報を「コピー&ペースト」するかのように覚えます。たとえば、国の名前を全部覚えている子ども、電車が好きで車両の番号まで知っている子ども、ゲームに登場するモンスターを全部そらでいえる子ども……。このような、物事を頭にコピーしていくかのように記憶していくことを、「機械的暗記」といいます。

大人ももちろん、この「機械的暗記」ができますが、その能力は残念ながら子どもよりも低くなります。

大人の記憶法は、「連合記憶」と呼ばれる、何かと何かを関連づけて覚える方法に切り替わっていくのです。

なぜ記憶方法が切り替わってしまうか。それは、簡単にいうと、「機械的暗記」は脳が使うエネルギーの効率が悪いからと考えられています。1章では、子どもの脳は大人の2倍ほどのエネルギーを使っているという話をしましたが、それはそれだけのエネルギーを使い続けないと脳の機能を維持できない、ということの裏返しです。

私たちが記憶したことは、たとえ思い出せなくても、何らかの形で脳内に残っているといわれます。それはその通りで、たとえば、

「以前行って、よかったレストランはどこ?」

と聞かれたとしましょう。突然聞かれると、どこも浮かんでこないかもしれません。でも、誰かから候補が出てきて、あなたもそのお店を「よかった」と感じていたら、そこへの行き方や最寄りの駅、おすすめの料理などが次々よみがえってきたりするでしょう。このように、覚えていなかったはずのことでも、きっかけさえあれば思い出せる。脳内の記憶は、そこに辿り着くための道を失ってしまっても、記憶として残り

続けるのです。

「機械的暗記」というのは、たとえばこのレストランのウェブページの情報を、そのまま脳内にトレースするイメージです。脳内に情報を記憶し、その記憶の保管場所に辿り着くための道順も脳に記憶させていきます。ですから、たった1つの情報を覚えるために脳が記憶しなければいけないことが膨大なのです。

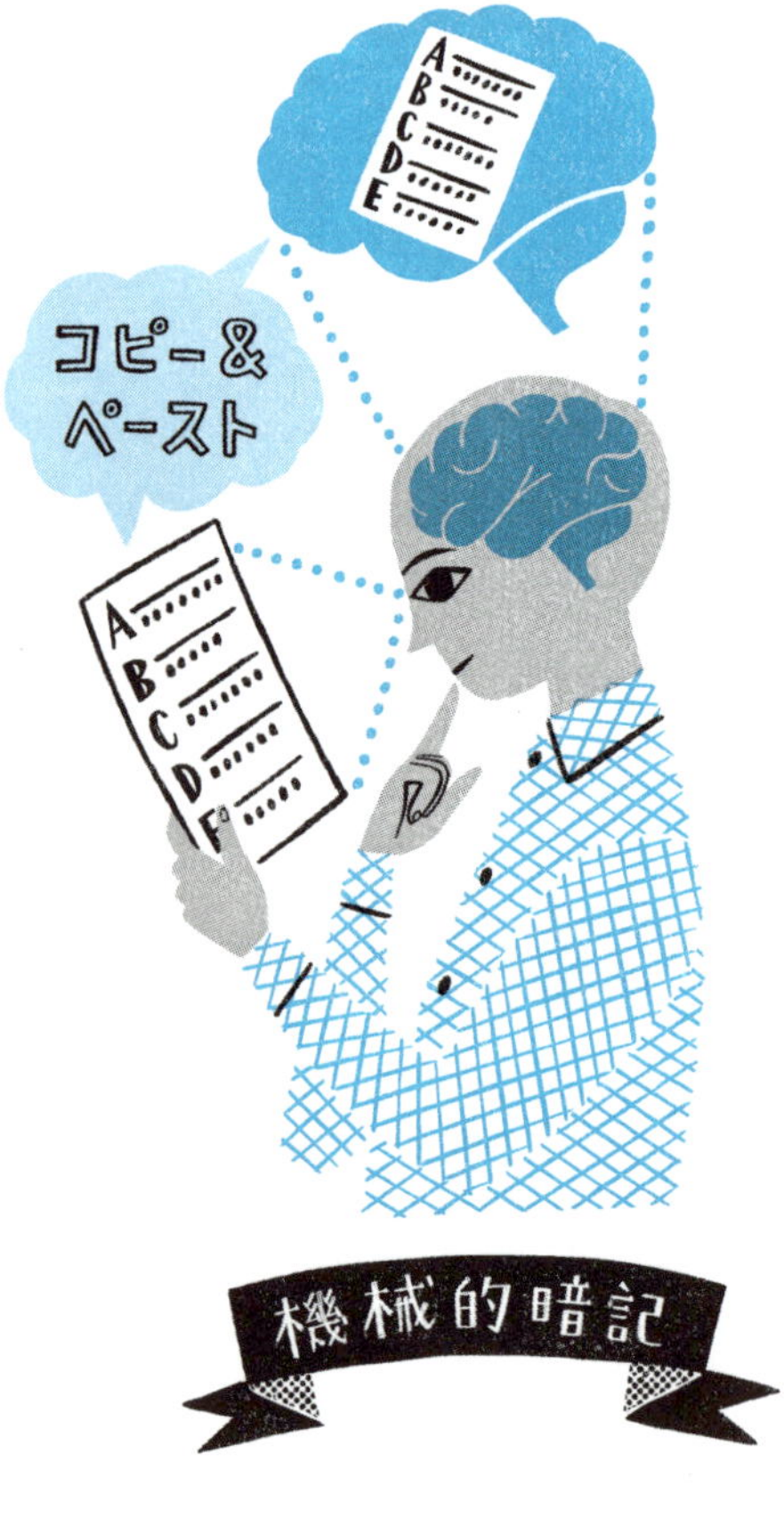

子どもの記憶はコピー＆ペースト

一方、「連合記憶」は記憶の仕方が違います。同様に、

「以前行って、よかったレストランはどこ?」

と聞かれたときに、たとえば料理のジャンルを思い浮かべてみてください。

「イタリアン……そうそう、あそこのピザが絶品だった」

「中華なら、ここ」

のように、漠然と「よかったレストラン」と考えるよりも、候補が次々上がるのではないでしょうか。

これは、脳内で「イタリアン」や「中華」のカテゴリーに紐づけられてそのレストランが記憶されているために思い出すことができるのです。

あるいは、地名から、

「渋谷なら……素敵なバーがあったはず」

「仙台は……ここが好き」

などと思い出すこともできるでしょう。これも、レストランが「渋谷」や「仙台」のカテゴリーに紐づけられている証拠といえます。

このように、何かを覚えるときに、脳内にすでにある情報と結びつけて覚えるのが「連合記憶」の特徴です。すでに脳内にある記憶に結びつくので、脳が覚えなければいけない情報量も激減します。そのため、少ないエネルギーでたくさんのことを覚えられると考えられるのです。

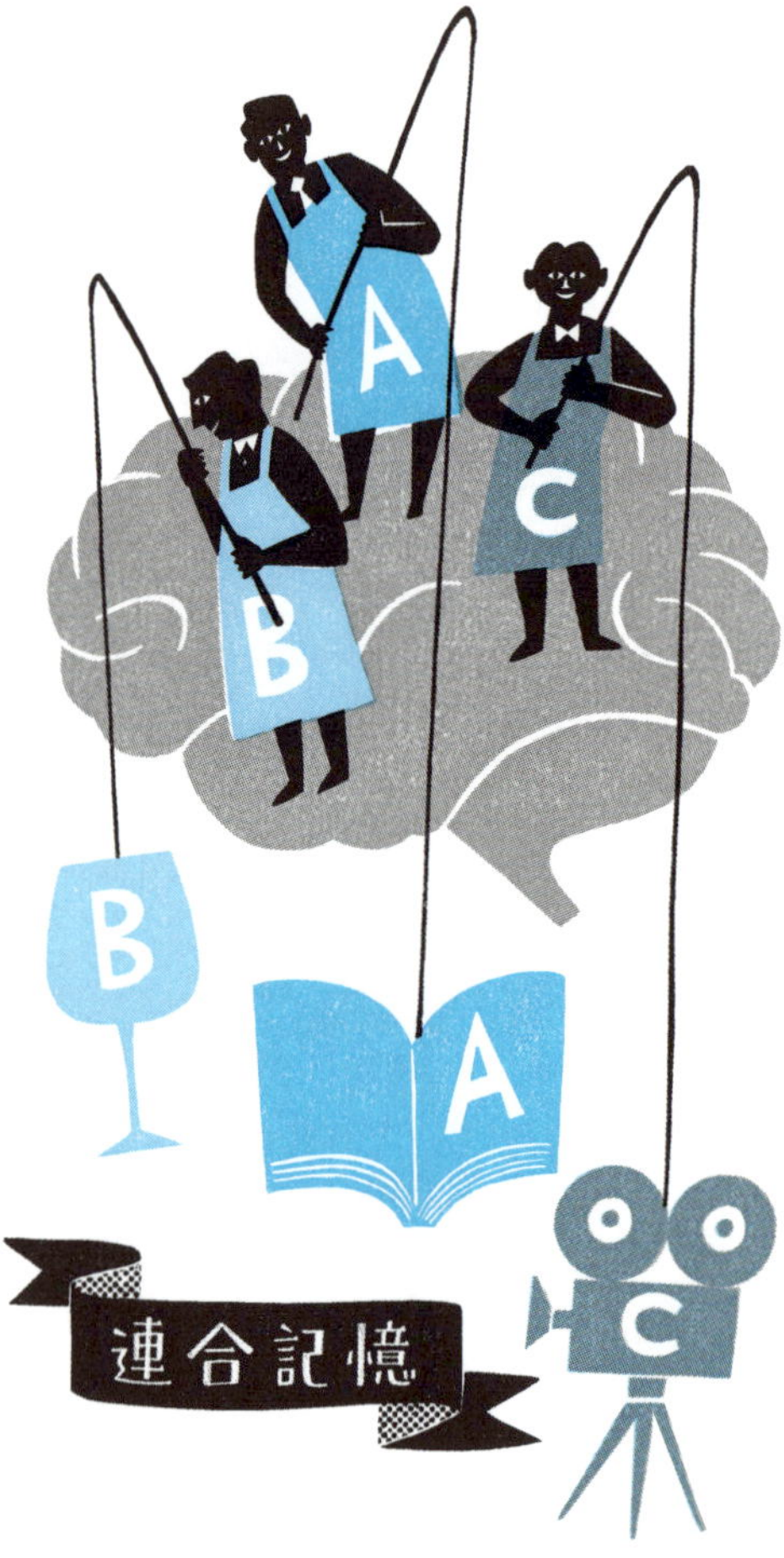

大人の記憶は連想＆結びつき

この「連合記憶」は、脳内の情報が増えれば増えるほど、結びつけられる箇所が増えて効率がよくなっていきます。そのため、子どもの頃は機械的記憶をするしかなかった脳も、記憶の仕方を少しずつ「連合記憶」寄りに切り替えていくのです。この切り替えは、10代の半ばくらいから始まると見ていいでしょう。

それなのに、私たちはしつこく「機械的暗記」をしようと試みます。脳が求めている形とは違う情報を、必死に叩き込もうとしても、効率は上がりません。やはり、脳の発達に合わせた、大人なりの記憶法に変えていく必要があるのです。

たった1年で「全米記憶力チャンピオン」になった青年

テレビなどで、円周率を延々と記憶していたり、意味のない数字をいくつも暗記する人々を見ると、「特別な能力を持った、自分とは違う世界の人だ」とつい思ってしまいます。それが間違いであることを示したのが、2006年に「全米記憶力チャンピオン」になったジョシュア・フォア氏です。

ジャーナリストとして「全米記憶力選手権」を取材したフォア氏は、参加者の1人に「平均的な記憶力でも、正しく使えば驚くほどの力を発揮する。誰だってできることだ」と教えられ、それを確かめるために、その常連参加者の手ほどきを受けて、自ら記憶力選手権に挑戦しました。そして1年間の特訓を経て、2006年にチャンピオンになるのです（※10）。

この例からわかることは、正しい脳の使い方を知っていれば、脳はもっとその能力を発揮できる（全米記憶力チャンピオンになれるほどに！）ということです。

「加齢＝記憶力の低下」と一概にいうことはできませんね。

それどころか、「機械的暗記」が苦手で、暗記科目に苦労していた方でも、「連合記憶」のうまい方法を身につければ、記憶の達人になれる、というわけです。

やはり、大人が勉強で成果を上げるためには、取り組み方が非常に大事。幼い頃から自然としていたような、学校で先生に教わって、ひとつひとつの知識を得ていく方法では、思うようにはかどらないのは当然のことなのです。

脳の成長法則⑤

効率と精度を上げる記憶の法則

では、具体的にどのような方法で勉強をすれば、すんなりと大人の脳に記憶として定着させることができるのでしょうか。

暗記には「語呂合わせ」をすすめる科学的根拠

私たち大人が何かを覚えようとするとき、非常に効果的なのがいわゆる「語呂合わせ」です。そう、「なくよ(794)うぐいす平安京」ですね。

受験のテクニックとして語呂合わせは活用されていますが、実は**年齢が上がれば上がるほど、語呂合わせは威力を発揮していきます。**

実は私も、英語学習の際はかなりこの「語呂合わせ」の力を借りました。参考書の出版社もこの「語呂合わせ」の力はわかっているようで、『英単語連想記憶術』（※11）など、語呂合わせで英単語を覚えられるテキストはこれまでにいくつも発売されています。

たとえば、currentは「流行の」などの意味ですが、これを覚えるのに「可憐《かれん》とは言えない流行の服」という文が添えられているのです。

イラストも、記憶力を高める助けになります。語呂合わせで脳の聴覚野を刺激し、絵で視覚野を刺激し、文章の意味で言語野を刺激するといったように、1つの単語に対して脳の複数の箇所を同時に使用することになるでしょう。

物事を関連づけて覚えることで、脳全体を働かせる。大人にはこのような暗記の仕方が向いています。

単純な語呂合わせだけでなく、「い・く・や・ま・い・ま・い」（歴代総理大臣の最初の7人：伊藤博文《いとうひろふみ》・黒田清隆《くろだきよたか》・山縣有朋《やまがたありとも》・松方正義《まつかたまさよし》・伊藤博文・松方正義・伊藤博文）など頭文字をつなげて覚えたり、替え歌をつくったりというバリエーションも、大人の脳には有効です。

バカバカしいと思わず、大人だからこそ積極的に活用しましょう。

「記憶法」の本などを手に取った際には、そのメソッドが大人の脳の「関連づけて覚える」仕組みにあっているかどうか、確認してみてください。関連づけるコツが書かれている勉強法は、脳医学的に理にかなっている可能性が高いと思います。

他のことに関連づけて暗記する。連合記憶を意識する。それが脳の機能に合った大人の暗記法です。

「何度も繰り返す」はやっぱり必須？

私たちが勉強をしているとき、脳の中では脳神経細胞同士がネットワークをつくって、情報を伝達し合っています。この脳神経細胞は「ニューロン」と呼ばれています。このニューロン同士が、うまくつながり情報をスムーズに伝達できている状態が「暗記した」ということです。「忘れる」ということは、このつながりが途切れることです。

このニューロン同士の結び付きを強くするには、やはり「繰り返す」しかありません。たとえば、意味のない数字の羅列《られつ》であっても、それが自宅の電話番号であれば、私たちは自然と覚えてしまいます。それは繰り返し使うからです。

記憶を定着させるためには、繰り返すことがとても大切です。

なぜ脳は1回で暗記できないのか

「何回も繰り返さなきゃいけないなんて、面倒くさい。一度で全部覚えられればいいのに……」

そんなふうに思う人もいるかもしれませんね。その気持ちはよくわかります。しかし、ものを「忘れる」ことができるのは、実はとても大切な脳の能力です。

なぜなら、見たもの・聞いたものをすべて一度で覚えてしまうと、記憶の量が膨大になりすぎて、日常生活に支障をきたすようになってしまうからです。

たとえば「サヴァン症候群」の中には、非常に高い記憶力を持ち、一度見たものは記憶して二度と忘れない、という方がいます。しかし、そういう方は、たとえば計算

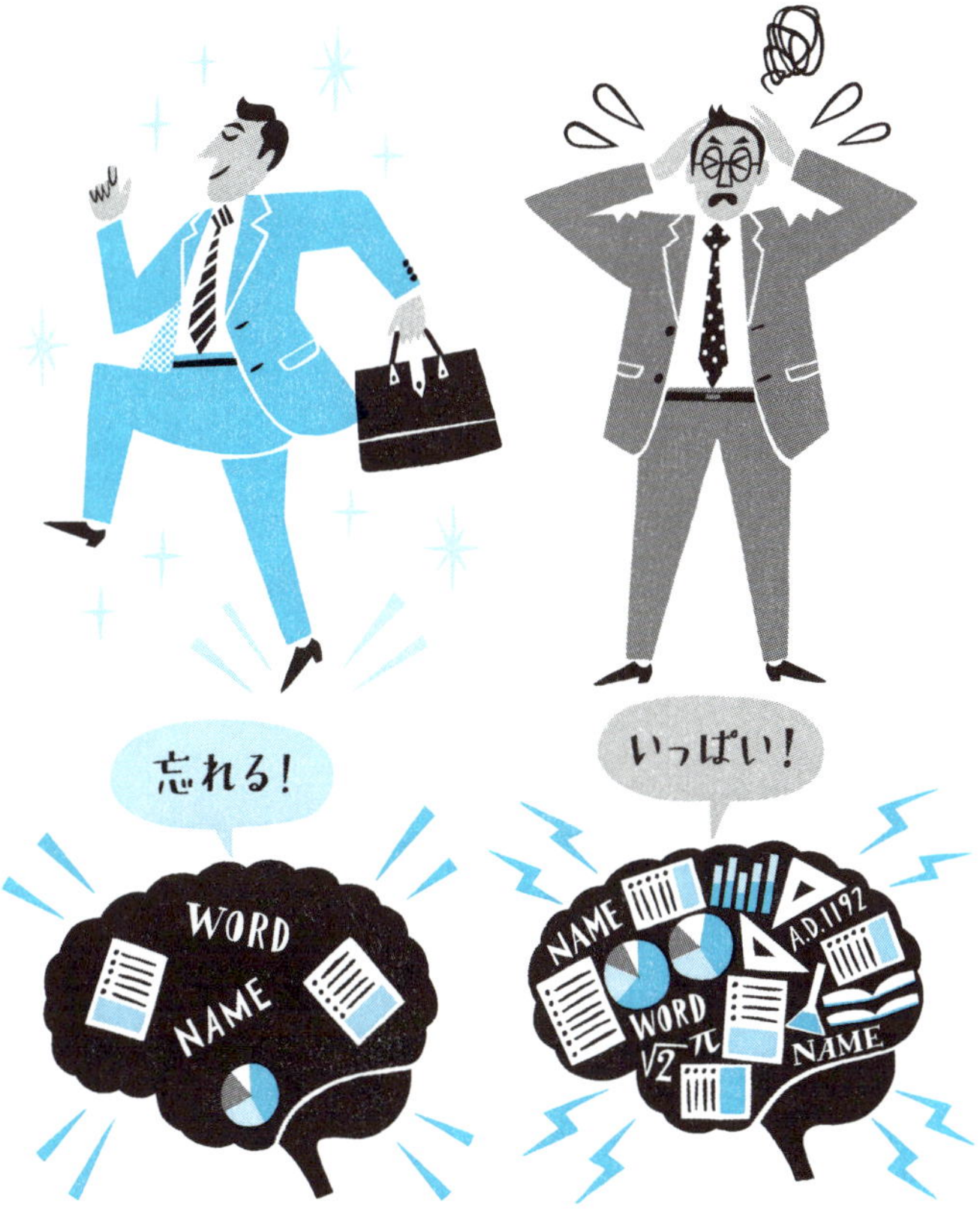

忘れることのメリットは実は大きい

が極端に苦手だったり、コミュニケーションがうまくとれなかったり……など、記憶以外のところで苦労をされる方が非常に多いのです。

また、心理的なショックが忘れられなくなることを、トラウマ、あるいはＰＴＳＤと呼びますが、これらの記憶は「忘れられない」がために、その人を非常に苦しめるといいます。

そう、日常生活を普通に送っていく中では、「覚えておくべきこと」は「忘れたほうがいいこと」に比べてはるかに少ないのです。

これ以外にも、忘れることのメリットは実は、信じられないほど多いのではないか、と私は考えています。

部分的に忘れ、また曖昧《あいまい》に記憶しておくことができるから、20年ぶりに再会した恋人が、昔のその人だとわかる。髪型が違っても、服の趣味が変わっても、その歳月の皺《しわ》が刻まれていたとしても、その曖昧さを脳は乗り越えてくれるのです。

このように考えていくと、忘れることは私たちの能力の一部であるともいえそうです。

記憶力が悪いことの意外なメリット

また、ほとんどの人が1回その情報に触れただけでは暗記できない、ということは、実はこれから勉強を始めようとする私たちにとっては、新たなモチベーションともなるものです。

というのは、「繰り返し学習したことだけを定着させる」という私たちの脳の性質は、言い換えれば、「繰り返し学習をした人だけが、新たな能力を獲得できる」ということだからです。努力が報われるようにできているのです。

考えてみてください。もし、ある遺伝子を持った人は様々なことを1回で暗記でき、一方でその遺伝子のない人は、ずっと覚えられなかったら……どちらも学習する意欲が湧かないと思いませんか？

誰もが1回では暗記できないことは、実は平等ということです。だから、私たちの努力は報われるのです。

覚えたいことは何度も繰り返し刷り込む必要があるのは、仕方ありません。

それも脳の性質として受け入れましょう。その上で、なるべく負担を感じずに上手に繰り返すことが、記憶力アップの秘訣です。

努力しない繰り返しの仕方

では、どのように繰り返し――勉強でいえば「復習」をしていけばいいのでしょうか？

私が実際に行なっていた工夫を、英単語を例に説明しましょう。取り組む時間はいつも、寝る前の10～20分間です。

1日目：英単語を10個覚える。

2日目：1日目の10個を、最初の1～2分で復習。今日の10個を覚える。

3日目：1日目、2日目の20個を、最初の1～2分で復習。今日の10個を覚える。

4日目：2日目、3日目の20個を、最初の1～2分で復習。今日の10個を覚える。

以下同じように続けます。

このように少なくとも3日は続けて同じ単語を繰り返すようにします。

1回ではつながってくれなかったニューロンも、3日も続けて同じ回路を使えば必ずつながりをつくってくれます。繰り返すべき回数は、覚えたい内容により、あるいはあなたのコンディションにより増減しますが、繰り返すほど強くなるのは共通です。

週末や月末を使っておさらいをすると、さらにニューロン同士が強く結びつき、忘れるのを防ぐことができるでしょう。

最初は細い紐を1回結んだだけの頼りないつながりであった記憶も、繰り返せば「固結びしたロープ」のように、堅固な記憶となっていくのです。

COLUMN

問題集の上手な使い方

参考書や問題集を使って勉強する場合、あなたならどのように始めるでしょうか？　具体的なテキストをイメージして、ちょっと考えてみてください。

多くの方が、上から順番に読み進める、というスタイルをとると思います。しかし、それは脳の働きには合っていません。お話ししてきたように、勉強はまず全体を把握することが大切です。

ですから、たとえば次のページのような単語集を勉強するなら、まずはAの「重要箇所」だけを3回ほど繰り返します。そしてAの内容がだいたい頭に入ったところで初めてBに進むのです。

いかに負担を感じずに、同じ場所（重要箇所）を繰り返し見るか。それが、大人の勉強法の核であるのはいうまでもありません。

なるべく1回めは細かいところまで「見ない」ようにして、何度も「重要箇所」を見る機会を設けましょう。

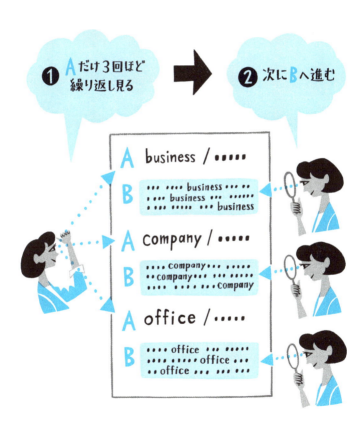

参考書を1.5倍活用するには？

脳の成長法則⑥

脳に定着させるノート・メモの技術

大人の効率のよい学習のためには、「ノートやメモのとり方」も見直しましょう。

学校では「先生が黒板に書いた通りにノートに写す」ように指導されます。その名残《なごり》か、非常に多くの方が大人になっても「丸写し」をしがちです。

私が講演をするときには、よくパワーポイントの資料を使いますが、中にはその資料を必死になって書き写そうとする方や、スマホでせっせと写真を撮ってばかりの方などもいて、

「この方々は、私の話を聞いてくれているのだろうか？」

と疑問に思うこともあります。もしかしたらパワーポイントとは全然違う話をしていても、気づかないかもしれませんね。

しかし、大人の学習では「丸写し」はいけません。なぜなら、機械的な丸写しでは思考が止まってしまうからです。思考が止まってしまえば、先ほど紹介した「連合記憶」も働きません。つまり、一生懸命に書き写したとしても、結局何も覚えていない、得られない、ということになりがちなのです。

きれいなノートが仕上がっても、講師の話を一字一句漏らさず文字起こしできても、それで得られるのは、言葉は悪いですが「自己満足」だけだと思います。

ノートやメモをとる上では「自分が大事だと思うことを書く」ことがとにかく大切です。つまり、話の流れの中から、どこが大事なのかを自分で考え、拾わなければいけないのです。

もちろん、パワーポイントやホワイトボードの内容がその日のメインテーマであることは多いものです。しかし、聞き手の反応を見ながら話をしていると、往々にして、大事なことではなく、より説明しにくいところ、難しいところに偏って書いてしまうこともあります。

たとえば、子どもの脳を賢くする子育ての講演を行なったとしましょう。ホワイト

ボードを前にその話をするとき、私が書くのは、

「汎化」

「高次認知機能」

など、パッと聞いただけでは変換しづらい言葉が中心になると思います。

しかし、この講演で皆さんが知りたいのは、

「得意分野を伸ばしてあげることが、子どもの能力全体を高めることにつながる」

とか、

「子どもの成長に合わせて脳の成長が活発な部位が変わる。それに合わせた習い事を」

とか、そういう具体的なことのはずです。脳医学の専門用語ではありませんね。

たぶん、このような文章をホワイトボードに書いていては、いくら時間があっても足りないので、私はこの部分は書かないと思います。聞き手の皆さんに、話の中から拾っていただくしかないわけです。

ですから、知りたいことを自分で拾ってノートに書いて、後は講師（ここでは私ですが）の話をしっかり聞いておいたほうが、得られるものが多いといえるでしょう。

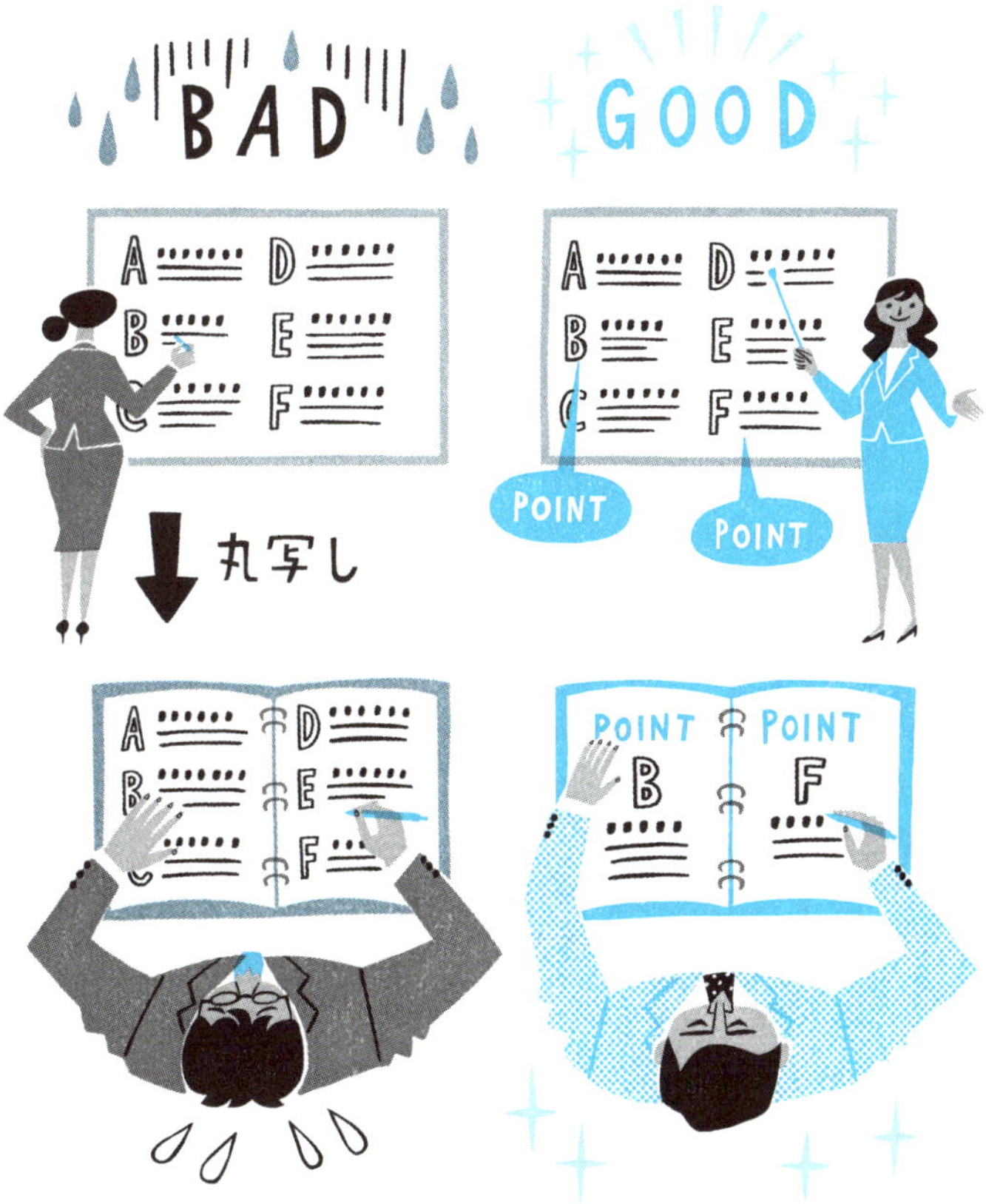

"独自のノート"が理解を深める

聞く人によって「大事だ」と感じるポイントは変わりますから、できあがったノートは人によって書かれていることがバラバラになるでしょう。それでいいのです。

大人の勉強は、ただ単にノートをきれいにとったり、知識を得たり、試験内容をさらったり、答えを教えてもらうことが目的ではないのです。

適切なメモをとるにも、予習がすべて!?

このように、「話の中から大切なところを拾う」という観点で捉えても、どうしても予習が欠かせません。事前に内容をざっと見て、何が大切かだいたいの見当をつけておくのです。すると、

「次にどんな話がくるか」
「この話はどこにつながるのか」

など、考えながら話を聞くことができるでしょう。

この聞き方は、予備校や資格学校などでの「知識を身につけるための学習」でも同

様です。

そちらは、単なる講演よりも書き取る分量は増えると思いますが、常に「何が大切か」を考えておかなければ、知識として定着しません。

先生が説明をしなくても、「さっきの○○と関係のある話題だ」とか、「これはこういうことだったのか！」などと「考えながら」書かなければ、書くことの意味が薄れてしまいがちなのです。

学生時代のことを思い出すと、成績のいい人は皆、独自のノートをつくっていました。教師や講師の話を聞きながら、気がついたことや疑問点を併記するなど、色々工夫していたのです。だから同じ授業をとっているとは思えないほど、皆のノートはバラバラでした。

機会があれば、仕事ができる人、成績がよい人のノートをちょっと覗《のぞ》かせてもらいましょう。きっといいヒントが得られるはずです。

脳の成長法則⑦

論理的思考力を鍛えるには？

先日、知り合いが「知恵の輪」（金属製の絡まったリングを解く立体パズル）をしているのを見て、ちょっと驚いたことがありました。ちょっと触って手応えがないと、すぐに答えを見てちゃっちゃっと解いてしまったのです。

要は「正しい解答がわかればいい」という考え方です。知恵の輪の楽しみは、あーでもない、こーでもないと、どうやって解くかを考えるところにあると思っていたので、この解き方は初めてでした。

この方ほどでなくても、勉強をしているときにすぐに答えを見てしまうという方は、要注意。

論理的思考力、そして前頭前野、側頭頭頂部などの高次認知機能を司る部分の脳を

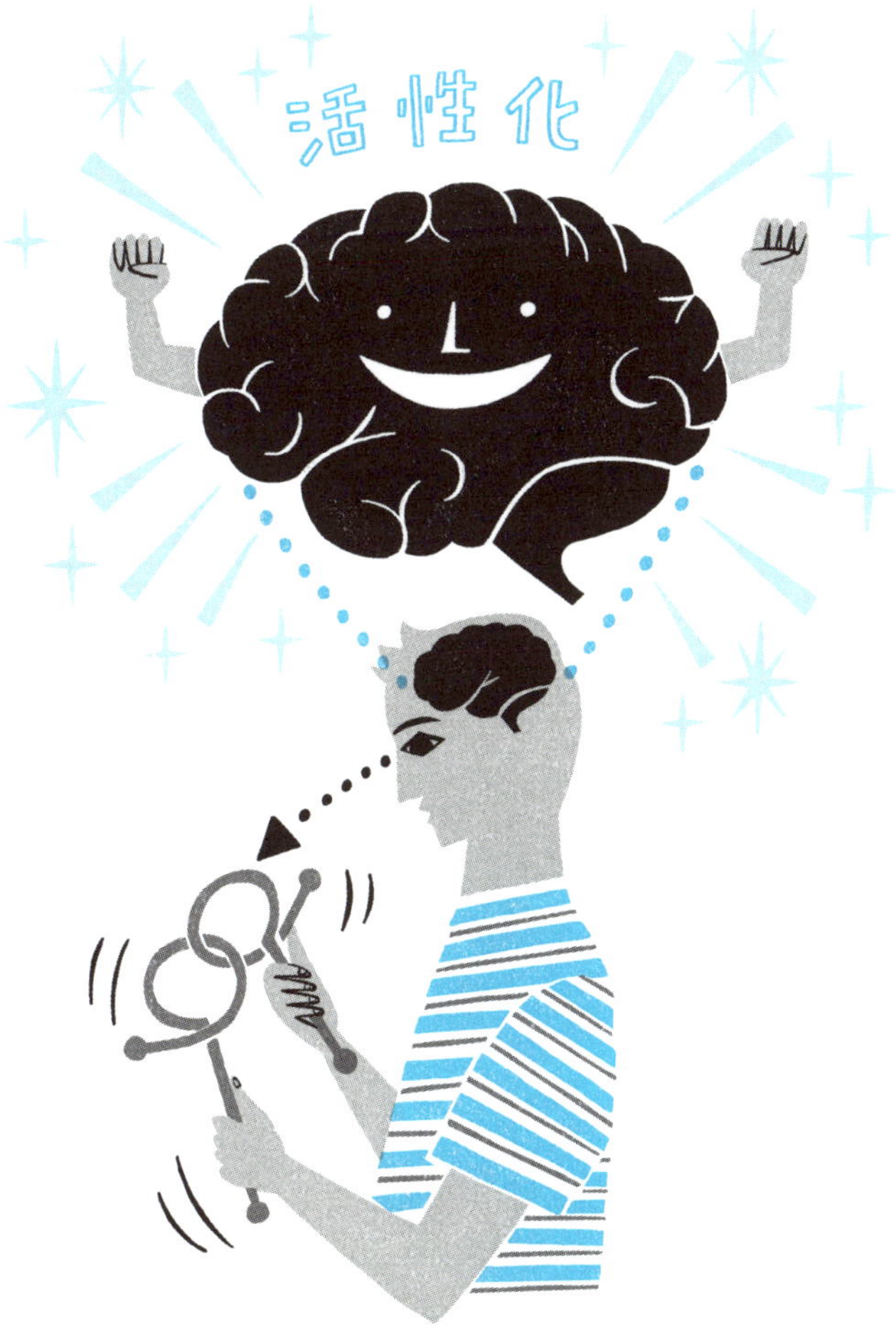

「考える」ことで脳の広い範囲を働かせられる

育てる機会を、みすみす失っている可能性があるからです。

「答えを見て暗記」という方法ですべてを乗り切ろうとすると、その勉強は海馬中心となってしまいます。一方「考える」というプロセスを踏むと、海馬だけでなく、前頭前野、側頭頭頂部などが連携して働くようになると考えられます。イメージとしては、脳の色々な部分が一緒になって動く感じです。考えることで前頭前野、側頭頭頂部が刺激されるので、さらに論理的思考能力が高まるという、よい循環に入るようになります。

とはいえ、わからない問題をいつまでも考え続けても、たいていは堂々巡りになってしまうでしょう。これもまた時間の無駄です。

ですから、10分、15分などと考える時間をあらかじめ決めておき、その間は頭を絞ってとにかく考える。その時間が過ぎたら答えを見る、というふうに決めておくといいと思います。私も学生時代、数学の証明問題などは、そのようにして取り組んでいました。

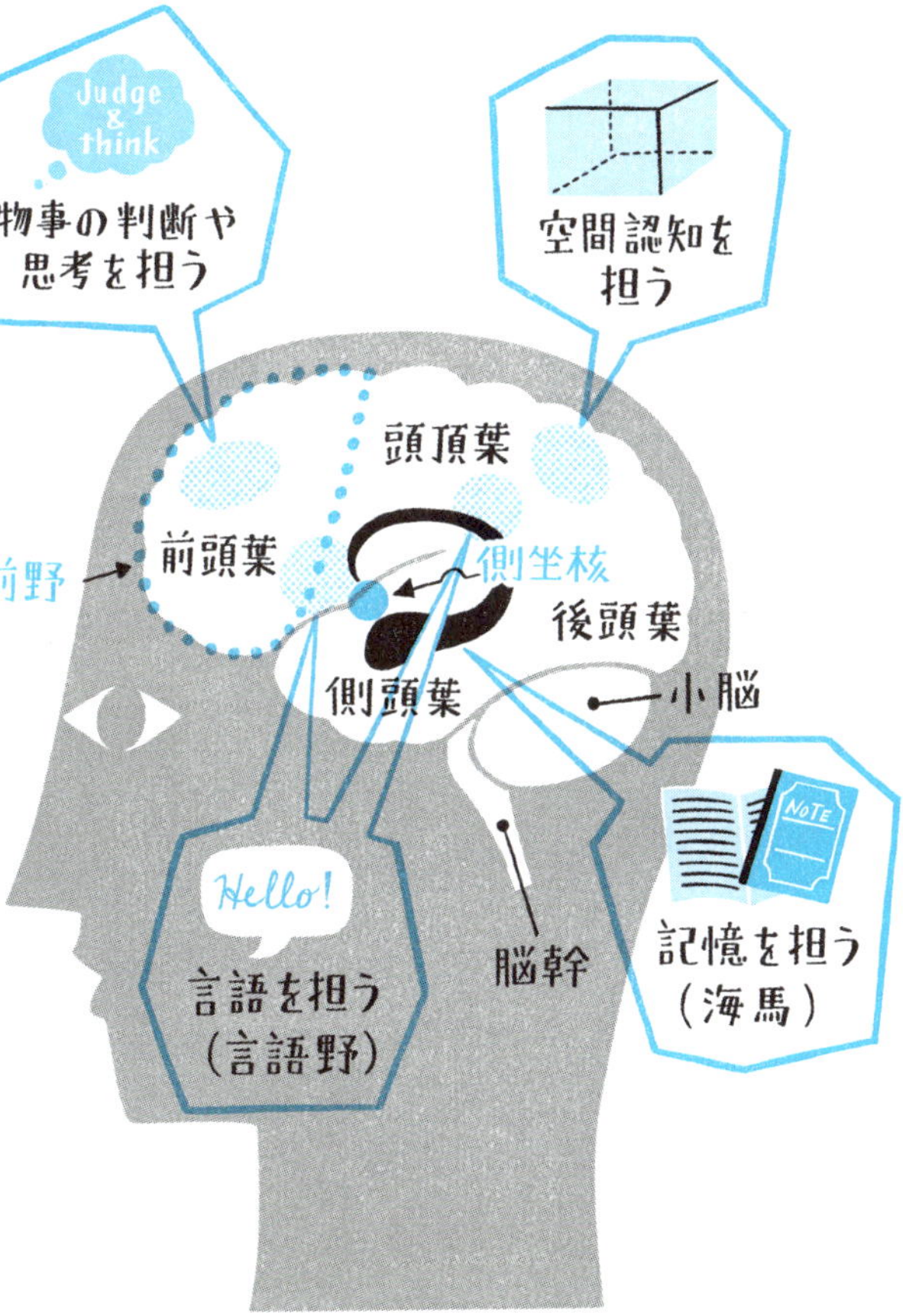

しっかり考えて、脳の広いエリアを活性化しよう

最近は、謎解き系の脱出ゲームなどが人気のようですが、これも同じです。とにかく「コンプリートすればいい」とばかりに、答えを見てしまわないように注意しましょう。知らず知らずのうちに、「考える」という大切な脳の機能を、退化させてしまいかねません。

インターネットにどっぷり浸かっている40代のカップルと、インターネットからあえて離れアナログな生活をしている20代のカップルを描いた映画に、次のようなシーンがありました。

料理のレシピの「ある素材」の名前が出てこない。スマホを出して調べようとする40代の男性を制して、20代の2人は「うーーーん」と考え出しますが、結局答えは見つからないまま。でも思い出せなくても2人はハッピーでした。「考える」という時間を楽しんでいたのです。

思い出そうとうんうんうなる。調べる前に、自分で予測を立ててみる。こんなちょっとしたことから、論理的思考力が育っていくのです。

脳の成長法則⑧

文章力・表現力はコミュニケーション力の源

多くの方が身につけたい能力に、「文章力」「表現力」があります。確かに、書く能力は仕事をする上でも欠かすことができませんね。また、大学の入学試験などでも、知識を問う問題から「論じる」問題に、方向が変わってきているようです。

自分の考えを文章化する力は、今後ますます必要になってくるといえそうです。

読解力を高める本の読み方

ただし、いきなり「文章を書く」力をつけるのは難しいもの。それよりもまず身につけるべきは、書かれている文章を「的確に読み取る」ということです。特に、「勉強してもあまり成果が出ない」という方の中には、数学、理科、社会、英語などそれぞれの科目そのものに問題があるというより、文章読解力に問題が潜《ひそ》んでいる場合があります。

知識を問われる場面では、多少問題文の読み取りが粗くても正解を答えることができますが、それが論述になると、どんどん問いと答えがかけ離れていってしまいます。それで、知識はあっても通じない、ということになるのです。

逆に、問われていることを的確につかむことができれば、多少読みにくい文章表現しかできなかったとしても、コミュニケーションを通してわかり合うことができます。

文章読解力をつけるためには、（当たり前すぎて申し訳ない気もしますが）やはりたくさん本を読むことです。これには、近道も抜け道もありません。

特に、自分の勉強や仕事に必要な本を読む場合は、3回繰り返すことがおすすめです。私は次のような読み方をしています。

1回目：全体を読み、大事なところに折り目や線をつける。
2回目：折り目や線をつけた部分を中心に読む。
3回目：折り目や線をつけた部分をチェックしつつ、さっと流し読みする。

全体をまず捉えて、重要箇所だけを繰り返す。記憶術のノウハウを読書にも応用するわけです。3回読むといっても、2回目、3回目にそれほど時間はかかりません。

ただし、小説など、読むこと自体を楽しむ読書の場合は、3回読む必要はありません。個人的には、文学作品は1つの作品への深い理解よりも、よりたくさんのものに触れることが大切なのでは、と考えています。全国模試で国語が1位になった高校生に話を聞いたところ、特別な対策をしたことはなく、

「名作といわれる文学作品をどんどん読んでいったら、国語の成績が面白いようにアップした」

と言っていました。どのような作品を読んでいたかというと、川端康成《かわばたやすなり》の『雪国』や夏目漱石《なつめそうせき》の『坊っちゃん』など、非常にオーソドックスなものばかりだそうです。

時代を超えて読み継がれてきた名作には、読解力や表現力、さらには語彙力をもアップさせる力があるのだと思います。

「行間を読む力」は大人になってからでも身につけられる

文章を読む力、行間を読む力、そして自分の思いを的確に表現する力は、日常の人間関係においても、とても重要です。特に昨今では、メールやSNSなど、人とのやりとりがテキストベースで行なわれることが増えました。つまり、読解力、文章力がコミュニケーション力をも左右してしまうわけです。

このことは、小学校でも喫緊の問題として取り上げられ、子どもたちに次のようなメール上のやりとりを考える練習をさせています。

〈例題〉次のやりとりは、Aさん、Bさんが互いに送ったメールです。Bさんのメールで、Aさんはどんな気持ちになると思いますか。

A「今日、遊びに行けるよ」
B「なんでくるの」

Bさんの言葉を「呼んでもいないのにどうしてくるの？」と批判的にとれば、Aさんは「やっぱり行かない」と思って当然です。

でも、このときBさんが「歩きでくるの？　自転車でくるの？」と質問したつもりなら、突然「行かない」と言ったAさんに驚くでしょう。この場合、Bさんは、文字だけのコミュニケーションが引き起こしがちな誤解に気づき、何か手を打つ必要があったのです。

読解力もコミュニケーション力も、生きていく上では必須の能力です。そしてこの能力は、脳の中でも比較的、成長の波が遅い前頭葉が司っているので、大人になった今でも、身につけるのに遅すぎるということはありません（56ページ）。

まずはたくさんの文章に触れることが、勉強や仕事で成果を出すための近道といえるでしょう。

脳の成長法則⑨

集中力・思考力を上げる

ある有名な学者の先生と話していたときのことです。

「うちの妻は、私が食べたいものをピタリと当てるんだよ」

と言うので、奥様にその秘密を聞いてみると、

「あの人の好きな夕食のメニューが3つくらいしかないからですよ。毎日その繰り返しなんです」

とのこと。イチローの名前を出すまでもありませんが、毎日同じ時間に起き、同じものを食べて、同じように日々仕事をこなし、同じ時間に寝るという規則的な生活をする人の中に、高いパフォーマンスを上げている人が多い傾向が見られます。

脳や体は、変化が大きければ大きいほど、それをストレスと感じる性質があります。

ですから、最小限の変化にしておいたほうが、勉強や仕事への集中力に影響が出にくくなるのです。


本章の仕上げとして、この脳と体の特徴を、

「昔より集中力が続かなくなった」

「思考がまとまらない」

という、多くの大人が抱きがちな悩みに当てはめて考えてみましょう。集中力・思考力を高めるには、どうすればいいのでしょうか。

高い集中力は、「決める」ことで磨かれる

集中力や思考力を高めるコツは、「時間」や「場所」を上手に活用して、自分に条件づけをすること。つまり、「習慣」にしてしまうことです。


振り返ってみれば、学校に通っていた頃は、「勉強」が習慣づけられていました。

たとえば平日の昼間であれば、何はともあれ机に向かって、先生の話を聞いていまし

た。

どんなに勉強嫌いの子どもだって、「始業のチャイムが鳴れば、授業」ということは刷り込まれていたはずです。勉強をする「時間」や「場所」が決まっていたことが、スムーズな集中へとつながっていたわけです。

ですから、大人である私たちも、この「時間」や「場所」の活用をしましょう。


ポイントは、何かを学習したいと思ったら、まず、勉強時間と勉強場所を決めてしまうことです。91ページでは、脳に疲れが溜まっていない早朝の時間帯のほうが向いている、というお話をしましたが、早朝に勉強しようとして無理をするくらいなら、別の時間帯でもかまいません。

たとえば、仕事をしながらも英語を習得し、ついには海外勤務の多い職場に転職した男性は、昼休みには必ず勉強をしていたそうです。その理由は、「昼休みは、毎日必ずあるから」。

毎日決まったお店で昼食をとって、残りの時間は近くのカフェで勉強。この組み合わせで、スムーズに習慣にすることができたといいます。

出勤前にカフェで勉強をしている人も多く見かけますが、それもいい習慣でしょう。

なぜ、同じ時間・同じ場所にこだわるか、というと、そう決めれば、それをしなかった日は何だか落ち着かない気持ちになるからです。

そんな気持ちを持つようになったら、しめたもの！　勉強をすることが、あなたの「日常」に組み込まれた証拠です。

ちなみに私は「新幹線に乗ったら勉強をする」と決めています。こう決めておけば、準備の際に勉強道具を自然に鞄に入れることになりますし、乗った途端に「さあ、やるぞ」という気持ちになります。

「～したら……する」を習慣にできれば、それをしないと不快になるのも脳のクセなのです。

習慣化で、脳のエネルギー消耗を抑えよう

さらに、「～したら……する」と決め条件反射のように勉強ができるようになると、

毎回の勉強を始める際に、

「この時間に勉強しようか、どうしようか」

と考えるプロセスをカットすることができます。何気ない思考のようですが、「何かを決める」ということに使用される脳のエネルギー量はバカにできません。

脳が疲れていると、たとえば1回の食事にしても、何を食べるか決められなくなったりします。あれこれ目移りしてしまって、選ぶだけで何だか疲れてしまう……皆さんも、このような経験はあるのでは？

それだけ、何かを決めることは脳に負荷をかける行動なのです。


一方、勉強を習慣にするということは、それを始めるのに、脳を無駄に働かせない、ということにつながります。

そして、本当にしたいと思っている勉強に、脳を集中させることができるのです。

脳のエネルギーを余計なところに費やさず、自分が習得・学習したいものにしっかり向けること。こうすることで、私たち大人は、集中力・思考力を持続することができるでしょう。

第４章

地頭を鍛える生活習慣

勉強しない時間をどう過ごすかで、勉強効率が変わる

同じ時間勉強をしているのに、成績のいい人と、ふるわない人がいます。「そもそも出来が違う」「頭のよさが違う」……。本当にそうなのでしょうか？

実は「勉強が身につきやすい習慣」「脳が成長しやすい生活習慣」があります。生活習慣を変えるだけでも、勉強時間を増やすのに匹敵する（もしくはそれ以上の）効果があるのです。一卵性双生児で、遺伝的に脳の構造が同じ2人であっても、その後の生活の仕方によって、脳の成長が違ってくるのはそのためです。

特に、毎日細胞が生まれ変わっている海馬は、生活習慣の影響を大きく受ける部分

です。体積が大きいほど、記憶力が増すことがわかっている海馬（※2）。大きく育てるための生活習慣とは、いったいどのようなものなのでしょうか。

やっぱり大切、3つの基本

あまりに単純な答えなので、がっかりされる方も多いかもしれませんが、脳の成長に大切なことは、端的にいうと、次の3つに集約されます。

・腹八分目の食事
・十分な睡眠
・軽い運動

もちろん、それぞれの習慣にはポイントがありますが、「この体操をすれば海馬が育つ」「これを食べれば頭がよくなる」などの「劇的な効果」のあるメソッドは、残念ながら見つかっていません。海馬をはじめとする脳の機能を、急激にアップグレードさせることは、今の科学ではできないのです。

体に筋肉をつけるためには地道なトレーニングが必要なように、脳も一足飛びには成長できません。反対に、少しでも「脳にいい習慣」を選んで実践していくことで、誰もが脳のパフォーマンスを徐々に上げていくことができます。

その「マイナス貯金」が老化スピードを上げている!?

毎日、脳のことを思って規則正しい生活をする、というのは難しいかもしれません。

しかし、本章で「脳のパフォーマンスを上げる生活習慣」「下げる生活習慣」を知っていただくことは、たとえ今の生活習慣を変えられなかったとしても、意味のあることだと私は思います。

というのも、忙しくなるとつい私たちは、「暴飲暴食・睡眠不足・運動不足」という生活習慣に偏りがちです。また、核家族化やコミュニケーションのデジタル化にともない、人との直接のコミュニケーションが激減している方も多いのではないでしょうか。

このことと、認知症になる方が爆発的に増加していることとは、無関係ではないと思います。「脳に悪い」生活を続けていると、海馬は萎縮し、脳のパフォーマンスは急激な右肩下がりとなるのです。

でも、これからお伝えする生活習慣を1つでも取り入れたり、あるいは、脳に悪い習慣を1つでも変えていただければ、あなたの脳はこれから、新たな成長曲線を描き始めるでしょう。

また、他の人と比べても、脳のパフォーマンスにおいて、差をつけることができるはずです。

「規則正しい生活」神話のウソ、ホント

「腹八分目の食事、十分な睡眠、軽い運動」。このような当たり前のことが、「なぜ脳にいいのか」というのは、長い間解明されてきませんでした。しかし近年、様々な発

見が相次ぎ、その理由がわかってきています。本章ではまず、その謎を解くところから始めましょう。

おそらく、これから紹介する「脳のパフォーマンスを上げる生活」が今、できている人というのは、10人に1人いるかどうか、という程度でしょう。

「当たり前」のことができない、忙しすぎて余裕のない私たち。

なぜ「規則正しい生活」が脳にいいのかを科学的な観点から知ることで、今の不規則な生活で積み上げがちな「マイナス」を少しでも「プラス」に転換していきましょう。

そうすることが、脳のパフォーマンスを上げ、さらには加齢後の「脳の健康」を保つことにもつながるのです。

食事を変えれば、記憶力は上がる

記憶を担当する海馬は、食事によって体積が変わることが知られています。そして、体積が大きいほど、記憶力が高いことは、すでに科学的に証明されています（※2）。

スウェーデンにあるカロリンスカ研究所のヨナス・フリセン教授は、海馬のニューロンは1日に700個ほどが新生する、としています。すると1年では、25万5500ほどの新しいニューロンが生まれる計算になります。

私たちは、食事と呼吸を通して、身体をつくるために必要な栄養素や酸素を補給しています。ですから、毎日生まれ変わっているニューロンが、日々の食事の影響を受けていても、何ら不思議はありません。

海馬を育てる食事テクニック

それでは海馬を大きく育てる食生活とは、具体的にどのようなものなのでしょうか？　色々な説がありますが、ここでは「今すぐ」始められ、比較的エビデンスレベルが高めの食習慣をご紹介しましょう。

カロリーをとりすぎない

６９０人の男性と、７３８人の女性を対象に行なった私たちの研究では、男性の肥満が海馬の体積に悪影響を与えていることがわかりました。一方、女性の肥満においては、そこまでの関連性は読み取ることができませんでした（※12）。

今後の研究によって、肥満と海馬の体積の関係に関しては、さらに多くのことがわかってくるかもしれませんが、男性は特に、脳のためにも肥満には注意が必要です。

空腹の時間をつくる

食事と食事の間を空け、空腹の時間をつくることが、脳への刺激となります。

人類の歴史というのは、飢餓《きが》との闘いでもありました。いつでもお腹いっぱい食べることができる国・時代というほうが特殊であることを思い起こせば、お腹が空くことで脳の反応がよくなるということは理にかなっているのかもしれません。生存本能に関わるからです（※13）。

仕事や勉強をしながらついお菓子をつまんでしまったり、だらだら食べ続けるということがないように気をつけたいものです。

脳と朝食

様々なところで言われていることですが、朝食は脳のコンディションを整えるために重要だと、私は考えています。

何が大切か、というと、それは、「脳への安定したエネルギー補給」です。

私たちは食事を通して活動に必要なエネルギー（つまりブドウ糖）を摂取しています。必要な量のエネルギーを使って、余ってしまった分は脂肪として体に蓄えます。

脂肪というのは、いってみればブドウ糖の貯金箱。まさかのとき（飢餓に陥ったとき）に再びエネルギーに戻して使えるように、溜め込んでいるのです。
一方、脳も身体同様、活動のエネルギーにはブドウ糖を使いますが、脳はそのブドウ糖を自分で「貯めておく」ことはできません。使いたいタイミングで血液中からブドウ糖を取り入れる必要があります。

そして脳は、私たちが思っている以上に大量のエネルギーを必要としています。体の中で2％ほどの重さである脳が消費するエネルギーは、基礎代謝のおよそ20～25％ほどです。1日のエネルギーのおよそ5分の1～4分の1が、脳の活動に使われています。

ということは、脳が必要とするブドウ糖を供給するためには、常に血中にはある程度のブドウ糖が含まれている必要があるわけです。

しかし通常、朝というのは、前夜の夕食から10時間近く経っています。健康な方は、血中の糖（血糖値）を測ってみると、かなり低い数値になるでしょう。そのため、安易に朝食を抜くと、脳には活動するためのエネルギーが行き渡らない可能性があるのです。

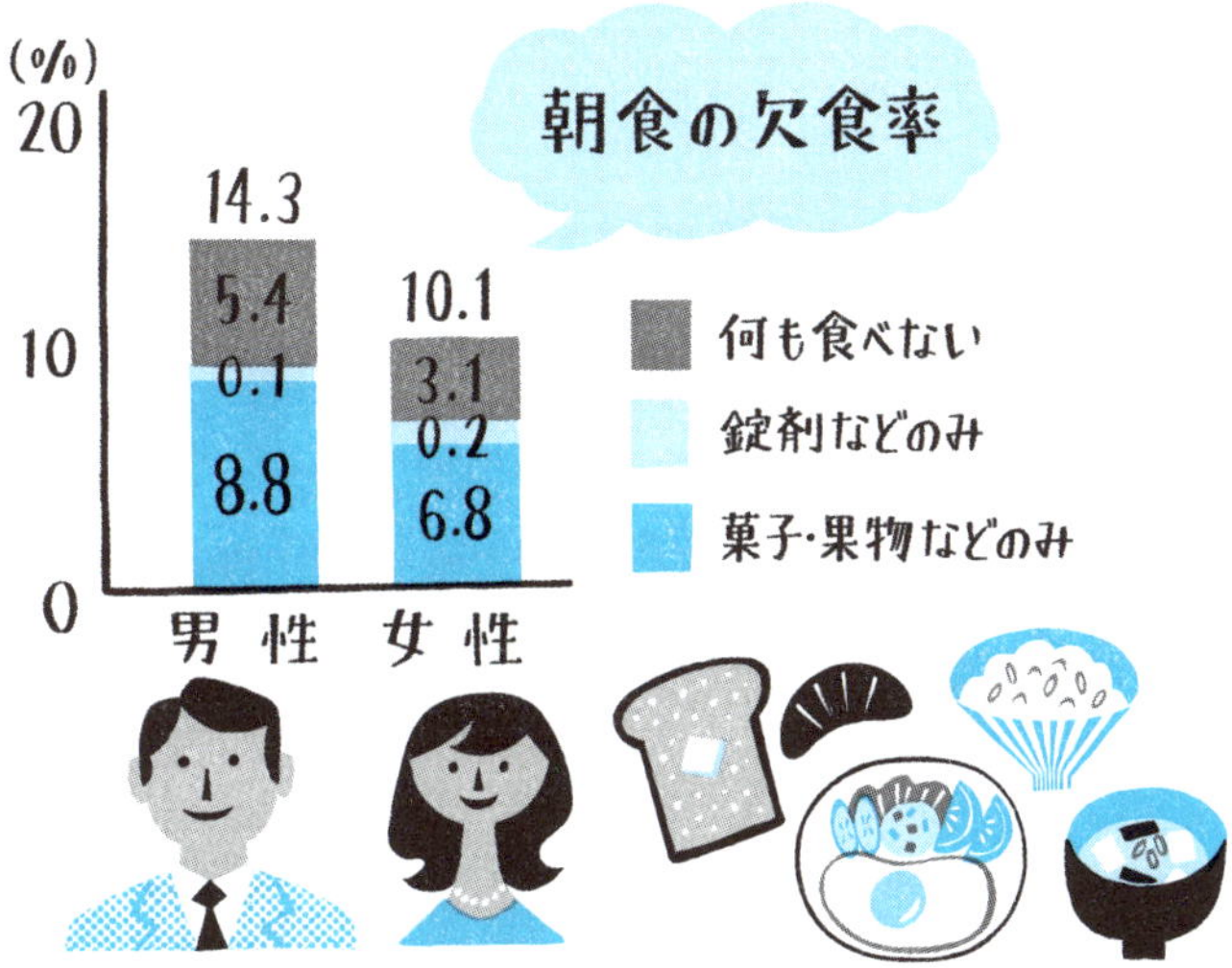

10人に１人は「朝食問題」を抱えている

ですから、朝食を習慣化して、「脳が活動するための十分なブドウ糖を規則正しく補給する」ことが、脳にとって大切だと私は考えています。

午前中からバリバリ頭脳労働をする人ほどしっかりとってほしい朝食ですが、厚生労働省が行なった「平成27年国民健康・栄養調査」によると、朝食を抜く人が少なくありません。

朝食を「まったく食べない」「栄養ドリンクなどで代用」「お菓子、果物などで代用」する「朝食欠食者」の割合は、全年代で見ると、男性14・3％、女性10・1％。これは少なく見積もっても10人に１人以上は、まともに朝食を食べていないことを表わしています。

さらに1人暮らしの人が多い20代となると、ますます朝食をとらない人の割合が増え、男性で24・0％、女性で25・3％にのぼります。大学時代や社会人として働き出して数年の間は、その後の長い社会人生活の土台となる大切な時期です。それなのに、朝食をとらない、とれない人がとても多いのです（※14）。

同じ時間、仕事や勉強に精を出しているのに、脳のエネルギー不足で差がついてしまうとしたら……悔やんでも悔やみきれないのではないでしょうか。

最強の朝食メニューのつくり方

では具体的には、どのようなメニューが脳のコンディションをよい状態に整えてくれるのでしょうか。脳のコンディションを整える朝食は、子どもも大人も変わりません。これは、前著『16万人の脳画像を見てきた脳医学者が教える「賢い子」に育てる究極のコツ』でご紹介したことと同じです。

糖尿病などの治療と関連して注目されている数値で、血糖値の上昇の仕方を表わす

「GI（Glycemic Index グリセミック・インデックス）」という表示があります。最近では大豆バーのような栄養補助食品に「低GI食品」という表示をつけているのを見かけます。

食事をすると、血糖値は上昇し、一定の時間が経つと低下します。この血糖値の増減の仕方を数値化したものがGIです。ブドウ糖を直接口に入れたときの血糖値の上がり方を100として、その度合いが急激であればあるほどGIは高く、緩やかであればGI値は低く表示されます。

GI値が低い食品であれば、血糖値は穏やかに上昇し、穏やかに低下します。血液中にじわじわとブドウ糖が流れ込み、少しずつ減っていくというイメージです。これは言い換えれば、エネルギーが長時間持続的に投入されている状態と考えることができます。そう、脳によりよいのは、GI値の低い朝食といえるのです。

具体的に炭水化物で考えると、玄米や五穀米、全粒粉のパンやライ麦パンのような「茶色い」ものが、GI値が低い食品の目安となります。白米や食パンと比べると、これらのGI値は約半分～3分の2ほどに下がります。

反対に、GI値が高い朝食の例は、菓子パンや栄養ドリンク、お菓子です。これらをとると血糖値は一気に上昇し、そしてあっという間に下がります。瞬間湯沸かし器のようにエネルギーが投入され、すぐにきれてしまう。これでは脳は効率よく働き続けられないでしょう。

GI値の低い朝食のコツは、メインとなる炭水化物（主食）にタンパク質の多い食品を何か1品足すことです。

白米なら「たまごかけご飯」にする、食パンなら「チーズトースト」にするといった「+タンパク質」の工夫なら、手間もかかりません。コンビニのおにぎりを選ぶ際にも「タンパク質の具」を意識することで、血糖値の急上昇を防ぐことができるでしょう。

脳を活性化する「適度な運動」とは？

海馬を直接的に育てることができるのは、運動です。ですから、毎日の生活に何らかの運動を組み込むと、海馬を育てることにつながります。

2015年、筑波大学の研究チームは、ストレスとならない程度の軽い運動が、海馬の神経新生を促進することを、ラットを使った実験で実証しました。

ラットを「安静」「低強度」「高強度」の3つのグループに分け、週5回の頻度で6週間の走行トレーニングをさせ、その後、脳を摘出して海馬の神経新生を解析しました。この結果、「低強度＝軽い運動」のグループだけが、ニューロンへと分化・成熟した細胞を獲得することができたのです（※15）。

また、55～80歳までの男女120人を対象とした、認知症に関するアメリカのピッツバーグ大学の調査では、有酸素運動を行なうグループと行なわなかったグループを1年比較調査したところ、行なったグループでは海馬の体積が約2％増大したのに対し、行なわなかったグループでは海馬の体積は約1・4％減少していました（※16）。

ウォーキングなどの軽い有酸素運動で海馬のニューロンが増えるということは、様々な研究から明らかになっているのです。

うつ病・認知症の医療現場でも取り入れられる「脳トレ」法

軽い運動を海馬の回復に活かそうという取り組みは、医療現場でもすでに実行されています。たとえば、うつ病は海馬の萎縮がともなうことが知られているため、うつ病患者の方には軽い運動が推奨されています。

また、認知症予防のために軽い運動が勧められているのも、やはり海馬を維持するための試みです。

では、軽い運動とは、どのくらいのレベルをいうのでしょうか。

脳という観点から見れば、息がはずむ程度の有酸素運動（ウォーキング、軽いジョギング、水泳など）を30分程度していただくのが、一般的にはちょうどいいとされています。もちろん、駅までの道を歩く、歩いてスーパーに行くといった工夫を生活の中に取り入れることでも十分に効果があります。

「運動が脳を活性化する」とお伝えすると、中には、「すればするほどいい」とばかりにフルマラソンやトライアスロンなどに挑戦する方もいるようです。

しかし、フルマラソンなどの過度な運動は、かえって体の負担となり、脳のパフォーマンスを下げることにつながってしまいます。競技の後に風邪を引いてしまうという方はプロの競技者でも多いようですが、それこそまさに体に負担がかかりすぎ。かえってストレスとなっている証拠です。過度な運動で傷ついた細胞を修復するために、免疫を落としてまで対応せざるを得ない状況に陥ってしまっているのです。

もしそのスポーツを好きでもないのに、「健康のために」とやっているのなら、今すぐやめたほうがいいでしょう。

ストレスが脳を破壊する

ところで、「ストレスでちょっと体調が悪くて」という方がいますが、ストレスの何が体に悪いのか、ご存じですか？

自分にストレスを感じさせる現象や、そのときの感情そのものが悪影響を及ぼすのではありません。「ストレスを感じた」と体が感じたときに分泌されるホルモンの1つ「副腎皮質《ふくじんひしつ》ホルモン」が、体に悪影響を与えがちなのです。

特に海馬は、この「副腎皮質ホルモン」に慢性的にさらされることによって、萎縮してしまうことがわかっています。

このホルモン自体は、ストレスから体を守るために発せられる大切なものですが、それが慢性的になってしまうと、途端に悪影響を及ぼします。

1章の「子馬」の例に戻ると、「ストレス＝副腎皮質ホルモン」は「ムチ」のようなものといえるでしょう。ここぞというときにムチを打つことで子馬はより頑張ることができますが、いつもいつもムチを打ちっぱなしでは子馬は疲れ切り、弱ってしま

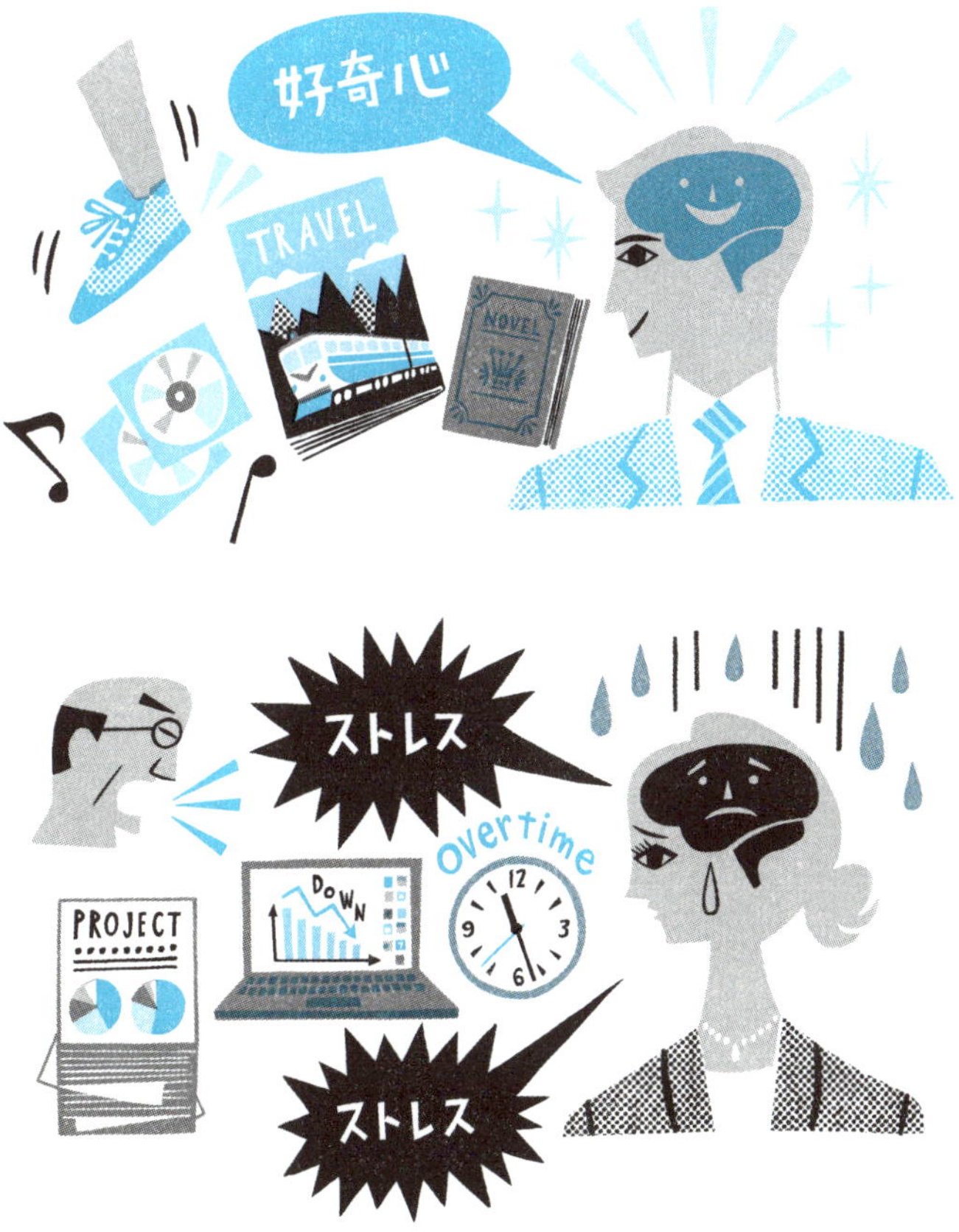

脳をプラス方向に変える知的好奇心、マイナス方向に変えるストレス

います。

ストレスで分泌される副腎皮質ホルモンも、常に分泌されていれば、海馬が弱ってしまうのです。

海馬が萎縮すると、海馬に近く感情を担当する扁桃体にも影響が及びます。扁桃体と海馬には非常に密なネットワークがあり、海馬の機能不全は扁桃体の機能にも影響を与えます（99ページ）。

扁桃体の機能不全とは、つまるところ感情のコントロールができなくなるということです。実は、これがうつ病の原因の1つではないかと考えられているほどです。

精神的なものであれ、肉体的なものであれ、ストレスを感じて副腎皮質ホルモンが分泌され続ければ、それは脳への直接的なダメージとなります。その積み重ねが、脳の個人差をつくっていくのです（※17）。

睡眠は脳のクリーニングタイム

海馬を育てるために大切な、3つめの習慣は「睡眠」です。十分な睡眠が海馬の成長に関わることがわかっています。

睡眠の役割は、いまだ解明されていないことも多いのですが、「記憶の定着」「脳の疲労をとる」という大きく2つの役割があるのではないかと考えられています。「記憶の定着」に関しては、2章で暗記法とともに紹介しましたので、ここでは脳の疲労をとるという面について、詳しくお話ししていきましょう。

前述のように、脳は基礎代謝のおよそ20~25%ほどを使って活動しています。これだけのエネルギーを使うのですから、もちろん使い終わったエネルギーのカス――老廃物が生じます。これは脳にとっての有害物質です。

ですから、私たちはこの有害物質を脳から排出しなければなりません。

オレゴン健康科学大学のジェフ・イリフ博士によると、この有害物質の排出作業は「寝ている間」に行なわれるといいます。

脳には体と違い、老廃物を排出するリンパ管がありません。そのため、脳は体とは違った形で老廃物を排出する機能があると考えられています。

それが明らかになったのが、イリフ氏のラットを使った研究です。

この研究によると、眠っているときには脳細胞は少し縮んで、細胞間に起きているときにはない隙間ができるといいます。そのスペースを利用して、脳の中の老廃物は、脳脊髄液《のうせきずいえき》とともに血管の外側を通って排出されているというのです。

それは言い換えると、ちゃんと眠らないと私たちの脳は「ゴミ屋敷」になってしまう、ということ。「ちゃんと眠ると頭がスッキリする」という言葉を、私たちは長い間「比喩《ひゆ》」として使ってきましたが、これは物理的にも正しいということがわかってきました。寝ることで、脳の中の老廃物が捨てられてスッキリするというのは、本当だったのです（※18）。

アルツハイマーと睡眠量は関連している!?

さらに、脳が生み出す老廃物には、「アミロイドベータ」と呼ばれる強力な有害物質が含まれていることがわかっています。この有害物質の名前は、もしかすると皆さんも耳にしたことがあるかもしれません。なぜなら、これが蓄積することで、アルツハイマー型認知症を発症させる、ということがわかってきたからです（日本においては、認知症の約半数がアルツハイマー型といわれています）。

このアミロイドベータも、睡眠中に脳脊髄液とともに一緒に排出されています。つまり私たちは眠ることで、アルツハイマーの発症を防ぐことができるわけです。ワシントン大学での調査では、睡眠時間を十分に確保できていない人ほど、アミロイドベータの蓄積量が高い傾向にあることがわかっています（※19）。

勉強するよりも寝たほうがいい人

頑張り屋の皆さんの中には「寝る時間を削って勉強する」という人もいるかもしれ

ません。しかし、私はそれには反対です。それは睡眠時間が、海馬の体積にも影響を与えるからです。

海馬の体積は睡眠の量によって、ある程度のところまで右肩上がりで上がっていきます。寝れば寝るほどいいという訳ではありませんが、十分な睡眠が必要なのは、体だけでなく海馬にとっても同じなのです。

18歳から60代半ばまでの方であれば毎日7〜9時間の睡眠を、65歳を過ぎても、7〜8時間は確保するのが理想的です（※20）。

しかし、日本人の平均睡眠時間は、十分なものとはいえません。厚生労働省の調査でも、睡眠時間の不足がわかります（※14）。

男性では20〜50代を通じておおよそ80％の人が7時間未満の睡眠しかとれていません。40代においては約10％の人が5時間未満の睡眠です。

女性でも20〜30代にかけて約75％が、40〜50代では約85％が7時間未満の睡眠時間となっています。仕事や子育てに忙しい世代においては、7時間以上の睡眠を確保するというのは、難しいことなのでしょう。

5分、10分の休息で、脳のパフォーマンスを取り戻す

もし、疲れたり、眠くなったり、パフォーマンスがダウンしているけれども、まとまって眠る時間をとれない……そんなときには、仕事の合間や昼食休憩のときに、5分、10分の仮眠をとることをおすすめします。

いくつかの中学校や高校が、昼寝を導入したことが話題となっていますが、10分程度の昼寝でも、眠気を覚ます効果は十分にあります。このことは皆さんも経験からお気づきかと思います。

でも、忙しいから、時間がないからといって、寝なくていいということにはなりません。前述のように十分な睡眠時間が必要なことは、脳医学でわかっていることです。ちゃんと睡眠時間をとるための工夫が、ひいては仕事の成績や勉強効率を上げることにつながるといっても過言ではないでしょう。

ちなみに私は、どんなに忙しくても毎日6時間半の睡眠は死守しています。なぜな

らそれ以下の睡眠時間では、集中力の面においても思考力の面においても、ベストのコンディションではなくなってしまうからです。

ベストの状態でなければ、よい成果は上げられない。それでは困るので、無理をせずに毎日の睡眠時間を確保しているのです。

必要な睡眠時間は人それぞれ違いますが、自分に必要な睡眠時間を把握しそれを確保することは、万人共通の課題です。

もし、勉強をしようと思ってテキストを開いても、その瞬間に眠くなってしまうくらい睡眠不足なら、いっそのこと勉強をやめて眠る時間に充てるほうが、人生の充実度という面でもよりよいのではないか、とさえ思います。

日中を活動的に過ごすためにも、せっかく確保した勉強時間を有効に使うためにも、十分な睡眠は必須です。

ちゃんと睡眠時間をとらないだけで、脳の成長はスピードダウン（＝老化がスピードアップ）する。これは、覚えておいていただきたい重要な事実です。

「寝る前のスマホ」をやめるべき本当の理由

中には、「寝ても寝ても足りない」「十分な睡眠時間を確保しているはずなのに、いつでも眠い」という方もいるでしょう。そういう方は、睡眠の質に問題があります。

夜、スムーズに睡眠に入るためには、それなりの流れが必要です。

たとえば全速力で走り抜けたゴール地点に布団を用意されたとしても、すぐには寝つけませんよね。同様に脳や体が活動モードになっているときに無理やり寝ようとしても、そんなに自由にコントロールできません。

それなのに、知らず知らずのうちに、寝る前に脳を「活動モード」にしてしまっています。それが、蛍光灯の光、テレビ、パソコンやスマホなどが発するブルーライトです。

これらの明るい光は脳を覚醒《かくせい》させ、「活動モード」に切り替えるため、入眠の妨げになってしまうと考えられています。さらに、眠りに就いてからも、その質が下がったままであることもわかっています。

できれば夜は、強い光を見ないことが理想です。せめて布団に入ってからはスマホは手放しましょう。

「日中の眠気」こそ、若さゆえの特権？

ところで、宵《よい》っ張りで夜はずっと起きていられるのに、朝や昼は眠い……なんて方はいませんか？

特に10代は、睡眠のリズムが「遅く寝て、遅く起きる」というほうに偏りやすい時期です。これはホルモンバランスの関係とも、社会的な要因（遅くまでゲーム・スマホに時間を使っていて眠れない）ともいわれています。

入眠に関わるホルモン・メラトニンの産生時間を調べたところ、20代以上は夜の10時頃であるのに対して、10代の若者は深夜1時頃だった、という実験結果も報告されています。この結果が誰にでも当てはまるとすると、「10代の若者たちは、早い時間には眠る態勢が整わない」ということになります。

夜更《よふ》かし気味のお子さんを「だらしない」と決めつけるのは、もしかしたらちょっとかわいそうなのかもしれませんね。

この調査結果を受けて、アメリカの学校の中には、睡眠時間を確保するために生徒の登校時間を遅くしたところもありますが、その中には、ゆっくり眠れた生徒たちの成績が上がったという報告もあるほどです（※21）。

睡眠と学力の関係、睡眠と年齢の関係には、無視できない関連性があるのです。

なぜ喫煙・飲酒は、脳にとってマイナスか

これまで、脳にいい生活習慣についてお話をしてきました。この章の最後に、脳に悪い2つの習慣についてお話ししましょう。そう、タバコとお酒です。

タバコの2つの弊害

タバコは2つの意味において、脳に悪影響を及ぼします。

まずは酸素との関係です。タバコを吸いすぎると、肺の中の「肺胞《はいほう》」が壊れ、ガス交換（二酸化炭素を排出し、酸素を取り入れる）に悪影響が及びます。つまり、酸素

を体中に運べる量が減ってしまうわけです。

一方で、183ページでもお話ししたように、脳が働くために必要なのは「ブドウ糖と酸素」。その酸素が欠乏しては、脳の機能は低下してしまいます。

また、タバコは動脈硬化を促進させることがわかっています。動脈硬化によって血管壁が厚くなると、ブドウ糖や酸素の交換はさらにうまくいかなくなります。

このように、肺と血管のそれぞれの側面において、タバコは脳への栄養や酸素の補給を阻害するといえます。

次に、「ニコチン」です。ニコチンは脳の組織を直接損傷することがわかっています。脳には「血液脳関門《けつえきのうかんもん》」というバリアがあり、血液中の有害物質が脳内に侵入するのを防いでいるのですが、ニコチンはこのバリアを通り抜けてしまいます。

ニコチンは短期的には脳を活性化させるという研究もありますが、短期でやめることが難しく、その依存性に取り憑《つ》かれている方が多いのが現状です。科学的な視点で見れば、「吸わないほうがいい」というのは間違いないでしょう。

お酒の影響は実は未知数

続いて、アルコールの影響を見ていきましょう。

アルコールそのものの是非は置いておいて、何はともあれ「アルコールを飲んで顔が赤くなる人は飲まないほうがいい」とよくいわれるのは、その通り。

顔が赤くなるなどの変化が出る方は、アルコールが体内で分解されたときに合成される「アルデヒド」を処理できない体質の方です。これは生まれ持った体質ですから、そう簡単に変わるものではありません。

この「アルデヒド」は、タバコのニコチン同様、脳の「血液脳関門」というバリアを通り抜けてしまいます。そしてニコチン同様、脳の組織を損傷させることがわかっているのです。

また、アルコールは脳の中でも特に、「前頭葉」「小脳《しょうのう》」「海馬」に影響を及ぼすことがわかっています。飲んで理性がなくなってしまうのは、理性を司る前頭葉に影響が出るからなのです。

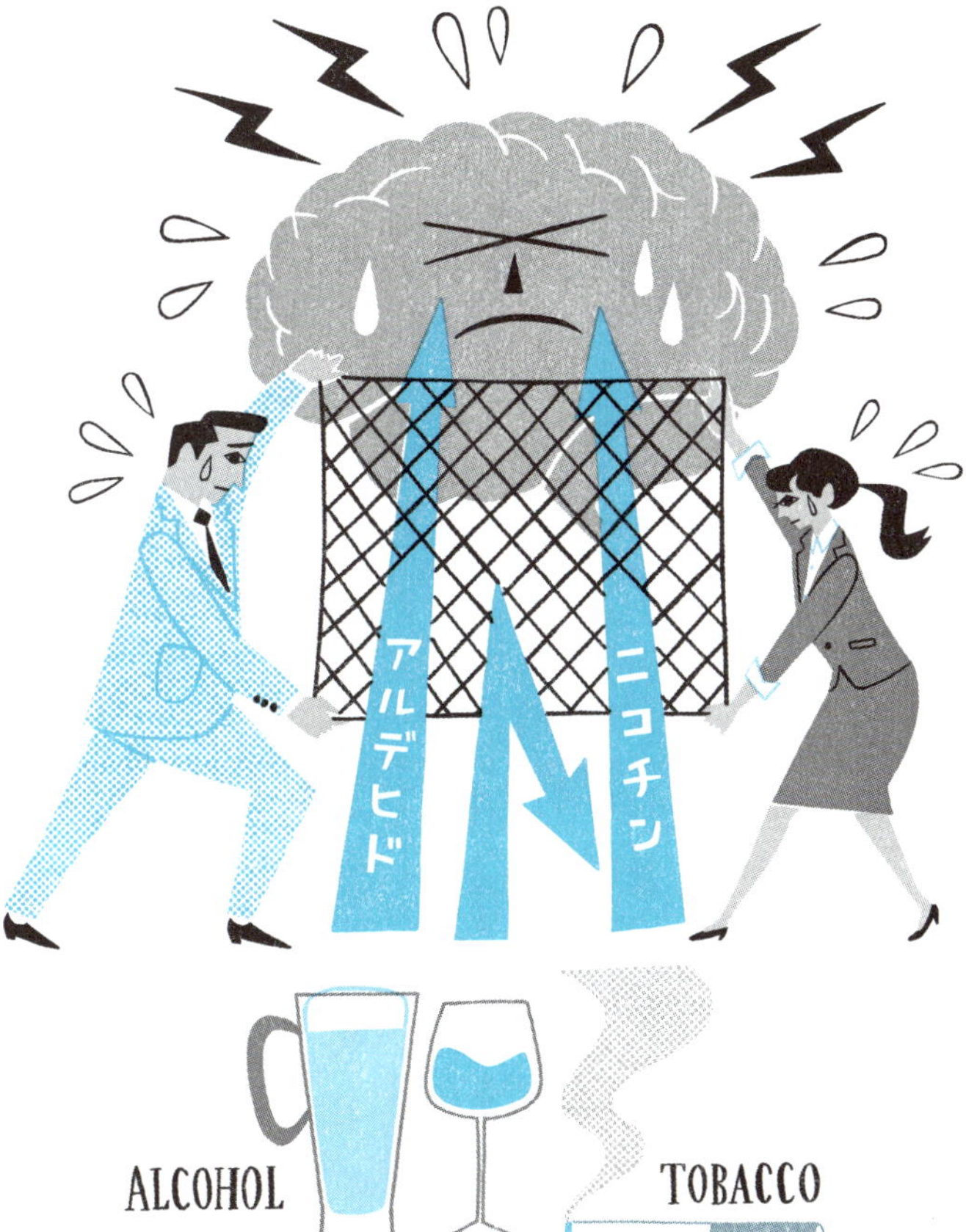

アルデヒドとニコチンは脳の防御を突破してしまう

35ページでご紹介したように、アルコールは脳の中でも前頭前野を萎縮させることがわかっているほか、脳科学者の柿木隆介《かきぎりゅうすけ》教授によると、長期に渡って飲酒をしている人は、そうでない人に比べて、脳全体が平均で10～20％萎縮するといいます（※22）。これは海馬など、特定の脳の器官に集中して起きる萎縮ではなく、全体的な脳そのものの萎縮であるため、アルツハイマー型認知症などに比べて症状が現われにくいことが特徴といいます（アルツハイマーでは、海馬がまず影響を受けます）。

認知症状が出にくいので気にすることはない、という考え方もあるかもしれませんが、気がついたときには脳が20％も小さくなっていた。そして元には戻らない……というのは、決して嬉しいことではありませんね。

脳の成長力を最大限伸ばす「習慣」とは？

この章を通して、勉強効率を上げ脳のパフォーマンスを上げるために、日常生活を整えることがいかに重要かが見えてきたかと思います。

ただし、現代日本で生きる人が、すべての条件をクリアし、「理想的な日常生活」を送れるか、といわれると、残念ながら、それは無理でしょう。

私も、これまでのライフスタイルを捨てて、本書でご紹介した生活習慣に切り替えなさい、というつもりはまったくありません。

ここでご紹介したのは、「脳から見た真実」。こうしたほうが、脳のパフォーマンスが上がりやすいですよ、というものであり、いってしまえば、単なる情報提供に過ぎません。

毎日をよりよくするために脳の力を活用しようとしているわけであり、脳のために生きていこうとしているわけではありません。

すべてを忠実に取り入れようとするのではなく、今の生活とすりあわせて、取り入れられそうなものから取り入れる。そんな付き合い方で、十分です。

「習慣を変えられる人」が、最後に笑う

なぜなら、習慣とは毎日の積み重ねだから。もしあなたが今まで、脳によくない習慣を毎日していたとしましょう。すると、単純に考えて、1年で365個の「脳へのマイナス」を積み重ねることになります。

それを、本書を読んで、3日に1度は脳にいい習慣に切り替えたとしたら？　1年で122個程度の「脳へのマイナス」が減り、同じ数だけ「脳へのプラス」が増えると考えてみてください。

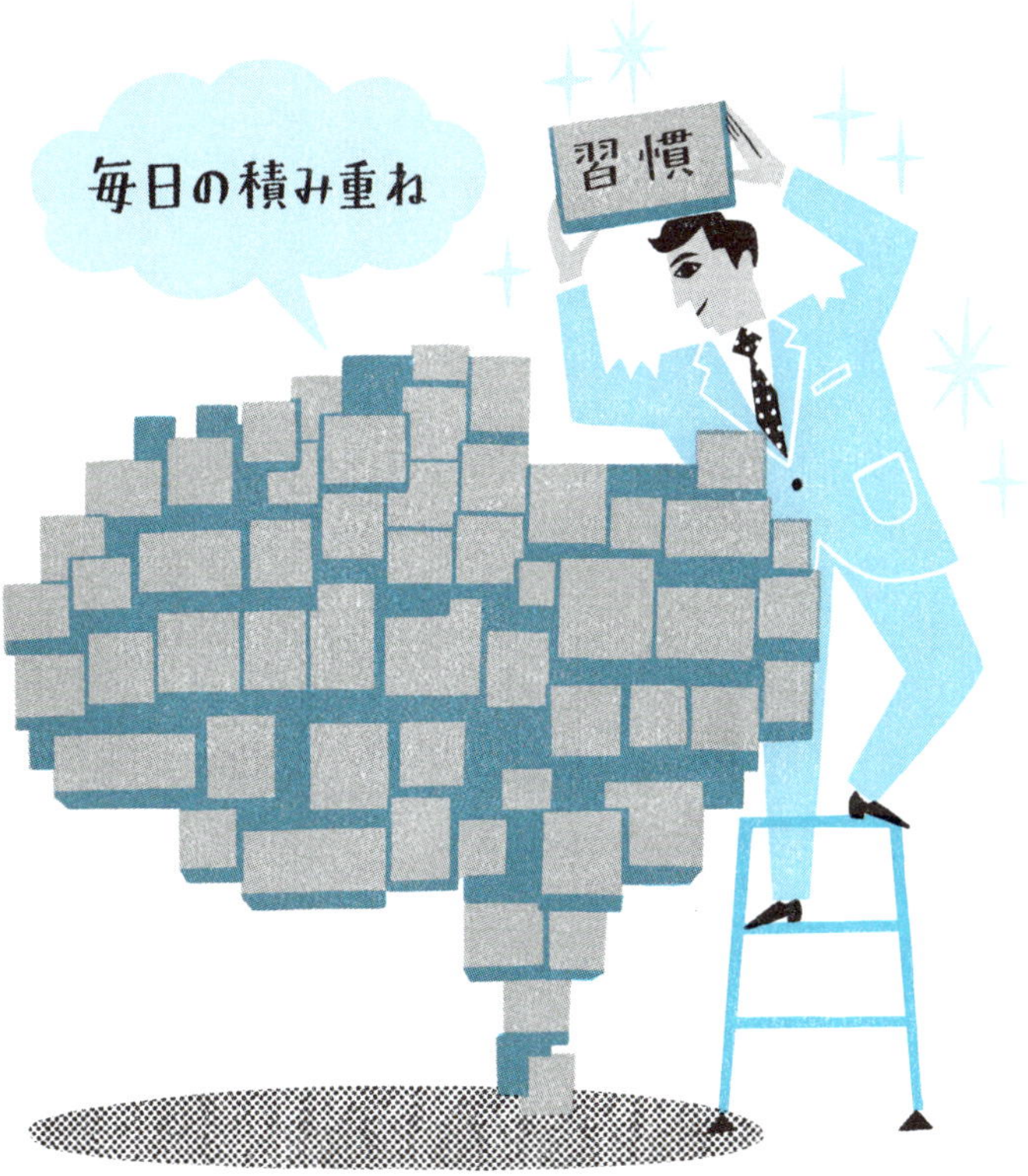

習慣を変えると脳が変わる

すると、同じように「脳へのマイナス」が溜まるにしても、その量は3分の1で済みます。1年、5年、10年……と、期間を長く捉えれば捉えるほど、

「脳に悪い習慣を、気にせずに繰り返してきた人」

「脳に悪い習慣もありつつ、脳にいい習慣も取り入れてきた人」

の差は拡がっていくはずです。それが日常生活というものであり、習慣の力でもあるのです。

第5章

学びの成果をアウトプットする最高の方法

最新の脳医学が教える「大人の勉強」の一番のメリット

ここまで、脳という側面から「大人の勉強」についてお話ししてきました。本書の最後に、勉強を続けることで得られる大人ならではの喜びや楽しみについてお話ししていきましょう。

勉強を続けることでどんなにいい未来が訪れるのかがわかれば、これから先、勉強を続けていくモチベーションにもなるはずです。

「夢」は子ども時代より大人のほうが叶えやすい

週末に野山を歩いていると、カメラを持って花や鳥の写真を撮っている人を多く見かけます。キャンバスを立てて絵を描いているグループや、トレッキングを楽しんでいる人たちもいます。トレイルランをしているカップルが横を走り抜けていくこともあります。ボランティアで野山紹介のツアーをしている人、ゴミ拾いに来ている団体もいます。

年齢も様々、趣味も様々ですが、ここにいる方々の脳が若いことは、脳画像を見なくてもわかります。

なぜなら、趣味やボランティア活動に夢中になって取り組んでいる人というのは、いくつになっても相対的に若い脳を持っていることが、今までの研究生活の経験上、わかっているからです。

そしてこのような脳を持つ方に共通しているのが、いくつになっても「夢」を語れる、ということです。

何歳までも若々しい脳を維持し続ける人の共通点

大人にとっての「夢」とは、何でしょうか。

子どもの頃は「野球選手になりたい」「ケーキ屋さんになりたい」などが多かったでしょう。時代が変わっても、子どもの夢は「○○になりたい」という形で表わされます。○○に入るのはたいていの場合、職業です。

大人になるにあたって、実際に子どもの頃の夢を叶えた人もいるでしょうし、夢が変わったり、別の方向に進んだという人も多いでしょう。

いずれの場合も、大人の夢は子どもの頃とはちょっと変わってきます。子どもの頃よりも、もう少し具体的な行動や動作になっていることが多いものです。

「写真展で賞をとりたい」
「海外のマラソン大会に参加したい」
「日本中の温泉を巡りたい」
「ギターでこの曲を弾けるようになりたい」

もちろん「小説家になりたい」など、子どもの頃と同じ夢を持ち続けている人もいると思います。いずれにせよ「〜したい」「〜なりたい」という気持ちは同じです。

この「〜たい」という気持ちこそが、脳のパフォーマンスをアップするために、非常に大切なのです。なぜなら、「〜たい」という夢を叶えるためには、前頭前野が司る高次認知機能をフル活用しなければならないからです。

・考える力
・計画する力
・判断する力
・決定する力
・洞察する力
・コミュニケーション能力
・我慢する力

言い換えれば、大人が夢を持ち、叶える過程で、これらの脳の力は必ず鍛えられるということ。夢に向かって突き進んでいる人はそれだけで、脳の健康を気にすることなく、毎日を楽しむことができるのです。

だから、大人の夢こそ叶いやすい

しかも、子どもの頃の夢に比べ、「大人の夢」は叶いやすいものです。

なぜか？　それは、大人になれば、夢を叶えるために必要なものを買い揃えることも、情報を集めることも、行動に移すこともできるからです。

脳は日々、非常に大量の情報を受け取っています。見るもの、聞くもの、匂《にお》うもの、味わうもの、感じるもの、すべてが脳にとっての情報です。特に文字情報や映像情報が圧倒的に増えた今日、私たち大人の脳は、膨大な情報を受け取っています（※23）。

その情報の取捨選択をする上で、「夢」が役に立つのです。

たとえば「インテリアデザイナーになりたい」という夢を持っている場合は、「常に」その夢を意識しておくことです。そうすることで、脳に入ってくる雑多な情報の中から、インテリアデザイナーに必要と思われる情報をキャッチすることができるようになります。「どんな資格が必要か」「どんな経験が必要か」「あの先輩に話を聞いてみよう」「憧れのデザイナーの講演会があるから行ってみよう」。

これらは、子どもの頃にはなかなかできなかったことでしょう。

夢に対して常に注意を向けていることで、脳は情報の選別を夢に合わせて行なってくれるのです。

脳をストレスフリーにする夢の役割

また、夢を持ち、それに向かって勉強をすることは、大切なストレス解消です。お話ししてきたように、ストレスは直接的に海馬を萎縮させてしまいます。毎日の生活の中で、ストレスをまったく持たないようにする、というのは難しいことですが、その都度、解消していくことはできます。夢はそのための大きな助けになるのです。

夢を持つこと、そして夢に向かって進んでいくことは、脳のストレスを大幅に減らし、脳のパフォーマンスをアップするために大切なことです。

いきなり「夢を持ちましょう！」といわれても難しいと思いますので、今、夢がないという方は、まずは自分のための時間を確保する、ということを意識していきましょう。

その上で、本書で紹介してきた「知的好奇心を高める方法」を実践していただければ、いずれはあなただけの夢が見つかるはずです。

脳は「不安に弱い」ようにできている

つい嫌なことばかり考えて、不安になってしまうことはありませんか？　これは誰もが持っている脳のクセで「予期不安」と呼ばれます。将来に対する様々な不安を、過度に心配してしまうことをいいます。

「またテストに落ちたらどうしよう」
「いい結果が出なかったら困る」
「後輩に抜かされたら大変だ」
「失敗するなら、チャレンジしないほうがいいのではないか」

勉強をするにあたっては、将来をきちんと考えている人ほど、このような不安が浮かんでしまうものかもしれません。

不安の特効薬は、唯一「知る」こと

この予期不安のやっかいなところは、「考えないようにしよう」と思っても、つい考えてしまうことです。取り憑《つ》かれると、勉強にとっては大きな障壁となってしまいます。

これを防ぐのが、「全体像を見通すこと」そして、「具体的に想像すること」です。

この2つ、何だか見覚えはありませんか？　そうです。大人の学習法とまったく同じ。何か達成したいことがあるときには、ゴールまでの道のりを俯瞰《ふかん》すること。達成した自分をとにかく細かく想像し、思いを馳《は》せること。これが、不安が胸をかすめたときの特効薬です。

オリンピック選手の中には、子どもの頃から「オリンピックに出る」と公言している人が少なくありません。実はこれも、成功のための条件なのです。

頭の中で完璧に想像することで、そのための情報がどんどん自分に入ってきて、実現に向かっていきます。こと細かく想像することで、脳を信じさせて「その方向に持っていく」ようにしている。これも脳のクセなのです。

再受験で医学部生に

私自身、似たような経験をしています。私は医学部「再受験」組です。最初は理学部生物学科に所属していたのですが、「直接人に関わって、人の役に立つ仕事がしたい」と考え、医学部にチャレンジすることにしました。ですから、「医者になって、こんなことがしたい」という強い思いを抱えて再受験の勉強に取り組んでいたのです。

一からのやり直しで、もちろん受験勉強も、入学してからの勉強も大変でしたが、「医者になりたい」という夢を具体的に考えながら、乗り切ることができました。

勉強中にもし不安が勝ってくるようであれば、ちょっとひと休みして、自分の夢がビジュアル化されているようなドラマ、マンガ、小説などに目を通してみるといいかもしれません。自分が夢を叶えて活躍する様子を、妄想してみてはいかがでしょうか。

大人こそ、もっと自由に才能を楽しんだほうがいい

学生時代、皆さんはきっと一生懸命、勉強してきたと思います。受験勉強も頑張ってきましたよね。これまでの勉強は、未来のための下地です。開墾し、耕《たがや》し、種をまいてきた土地に、これからの勉強で花を咲かせ、実を実らせるのです。実をつけるための勉強、それが大人の勉強です。

大人の勉強が最終的に目指すところは、「学んだことを現場で活用する」ということです。そこには、学生時代に多くの人が悩んだ「暗記」という要素よりも、もっと扱いにくい「ひらめき」「創造性」といったものが不可欠です。

飽和しているものを結びつける

病気の研究でもそうなのですが、あらゆる業界や分野はそれ単体では、すでに飽和状態にあります。あなたが興味を持つようなことは、すでに他の誰かが興味を持っていて、あなたより先に進んでいる、ということです。

しかし、「結びつける」という視点を持ち込むと話は180度、変わってきます。たとえば内科は内科、耳鼻科は耳鼻科のことだけを考えるのではなく、両方をつなぐ分野での発展がないだろうかと頭をひねってみるのです。

私自身は認知症の専門家です。ですから、普通に考えれば年配の方の脳が研究対象、ということになります。

しかし、私はここに「子ども」を加えてみました。子どもの研究は、心理学や教育学ばかりが先行していて、「子ども＋脳医学」ということ自体新しい試みでした。そしてそれをさらに認知症と結びつけてみたのです。「子ども＋認知症」です。

子どもの脳を研究し、脳を生まれたときから老化するまでの一連の流れとして捉えることで、わかってきたことがたくさんありました。

特に「子どもの頃の好奇心が、年をとるまでその人の脳の若さに貢献している」などということは、認知症の研究だけ、あるいは子どもの脳の研究だけをしていてもわからなかったことです。


このように、分野を越えて「結びつける」努力をすると、新たな展望を得ることができます。そのためには、客観的に「一段上から見る」ことです。

本書は「自分の脳を客観視しよう」ということから始まりましたが、その視点を、勉強を活かすほうにも活用していくのです。

世の中を「上から目線」で見るために

「そんなことを言っても、一段上からなんてなかなか見られない」

という意見もあるでしょう。自分の興味の対象を一段上から見るために大切なのは、やはり知的好奇心です。知的好奇心は、脳を健康に保つだけではなく、あらゆるアイデアを生み出すための、アンテナの役割を果たしてくれます。

もし自動車メーカーの方だったら、医学を勉強してみると新たな産業領域が見つかるでしょう。体の機能が落ちたお年寄りの運転をサポートする車であるとか、突然運転手が気を失ったときに車を安全に止める車であるとか、飲酒を感知してロックをかける車であるとか、いくらでも新しいアイデアは浮かんできます。

旅行のことを勉強してもいいですね。ドライブしながら歴史をガイドしてくれる車や、ハンモックをさっと吊るせる車なんてどうでしょうか。

「自動車メーカーの社員」という自分の枠から抜け出して、他の分野を学んでみると、新しいアイデアはどんどん浮かんでくるものです。

脳の健康にいい「オンリーワン」思考

このように飽和しているもの同士を結びつける努力をしていくと、自然と「オンリーワン」になっていきます。

ビジネスパーソンも研究者も、一流になればなるほど競争が熾烈《しれつ》です。皆がやっているようなことをしていては、競争に巻き込まれてしまいます。競争では、勝てるのはたった1人。それ以外の全員が敗者になるしかないのです。

でも、「結びつけてオンリーワンになる」ことができれば、その競争は途端に自分1人のものです。自分で決めた目標を達成することが、すなわちトップの座を手にすることになる。こんな楽しいことはありません。

私は今、産学連携に力を入れています。「脳医学」を「市場のニーズ」に結びつけられないかと考えているわけです。

このような研究をしている人は他にはほとんどいませんから、そもそも競争をする必要がありません。結びつける対象は、自動車、住宅、旅行、衣料、出版、工学、教育など、挙げるとキリがありません。それぞれの産業と自分の脳医学がどのように関わることができるか。考えるだけでもワクワクしてきます。

ですから、私は時間を見つけては、自分の専門とは直接には関係のない学会や講演会に出かけて、「脳医学に結びつかないかな」と考えたりしています。それで感じるのは、どんな分野でも、必ず接点はある、という無限の可能性です。
ビジネスパーソンにとって、研究者にとって、こんなに面白い発見はないと思います。

今、何かを真剣に勉強している皆さんは、それをどのように結びつけるかを考えてみてください。誰かのつくったテキストを辿っているにしても、それで終わりにしてはいけません。結びつける発想を持つだけで、アイデアは無数に湧いてくるはずです。せっかく得た知識を、知識のまま終わらせないように、現場で活躍させていきましょう。
そして自分の周囲を見渡し、あなたが「オンリーワン」になれる場所を探していくのです。

おわりに

「なぜ勉強しなければならないのか」

学校に通っていた頃、あるいは試験前などに、こんな疑問を持ったことのある方は多いでしょう。この万人共通の問いに、脳医学から答えを出すと、

「脳は、学び続けるようにできているから」

「脳は、より上の立場が好きだから」

ということになります。

そう、私たちの脳は、皆、この同じ性質を持っているのです。

このことは、自力で会社を成長させた経営者の方の脳画像を見ると、よくわかります。

こういう方の脳は、同じ年代の方と比べて、とても若い状態に保たれています。たとえばある大企業を築いた80代の方の脳は、ほとんど萎縮もない。脳画像の専門家で

あっても、いわれなければ80代の方の脳だとはわからないと思います。

なぜ脳は勉強し続け、より上を目指そうとするのか。

それは、立場が上になればなるほど、脳のストレスを大きく減らす方向に働くからではないかと私は思います。上に立てばそれだけ、自分でコントロールできる範囲が拡がります。もちろん、組織のトップに立つということは、大きな責任がともなうものですが、確実に、人生の自由度が上がるのです。

脳にとっては、やりたくないことを命令されてするよりも、自ら「やりがいを持って」行動するほうが幸せです。

勉強は、自己実現の自由を得る最強ツール

今、あなたが学生・生徒の立場であれば、勉強はさらに大きな意味を持ちます。なぜなら、運動面・芸術面に進もうというのでもない限り、学力が高いほうが職業選択の自由が増すからです。

つまり、成績がよければ職業を選びやすい。職業選択がなぜ大切かというと、「好奇心」と「仕事」を結びつけることができるようになるからに他なりません。つまり仕事と自己実現が、同義となる可能性が上がるということです。

先ほどもお話ししたように、私たちの脳にとって大切なのは、知的好奇心です。日々8時間以上もの仕事の時間を、好奇心を持って過ごせるか否かは、脳のパフォーマンスに、そして将来の脳の健康に大きな違いをもたらすことでしょう。

ただし、すでに大人になって、しかも子どもの頃の夢とは違う仕事をしている、という方でも、決して手遅れということはありません。

本書でご紹介した方法で脳の学ぶ力を高めておけば、脳は周囲のあらゆる物事に好奇心を抱き始めます。

つまり、もともと好きなことを仕事にしていなくても、勉強意欲を刺激された脳は周囲の物事から新たな面白さを発見し、自ら関心を高めていってくれるのです。

今もし自分の仕事を面白くないと感じていたり、自己実現ができていないと感じていたとしても、脳のあり方が変われば感じ方も変わります。これからの人生をより充実させ、満足度を高めていくことができるでしょう。

大人になった今こそ、これまでの勉強を活かすチャンス、新たな学びの喜びを得るチャンスのときです。

どうぞ、1度きりの限られた人生を、あなたの脳の力を十分に活用し、楽しんでください。

瀧 靖之

文献一覧

※1　Taki Y, Hashizume H, Thyreau B, Sassa Y, Takeuchi H, Wu K, Kotozaki Y, Nouchi R, Asano M, Asano K, Fukuda H, Kawashima R: Sleep duration during weekdays affects hippocampal gray matter volume in healthy children. NeuroImage. Mar;60(1):471-5. 2012.

※2　Kramer JH, Mungas D, Reed BR, Wetzel ME, Burnett MM, Miller BL, et al.: Longitudinal MRI and cognitive change in healthy elderly. Neuropsychology, 21(4), 412-8, 2007.

※3　Taki Y, Kinomura S, Sato K, Goto R, Inoue K, Okada K, Ono S, Kawashima R, Fukuda H: Both Global Gray Matter Volume and Regional Gray Matter Volume Negatively Correlate with Lifetime Alcohol Intake in Non-Alcohol-Dependent Japanese Men: A Volumetric Analysis and a Voxel-Based Morphometry. Alcoholism: Clin Exp Res. Jun;30(6):1045-50. 2006.

※4　Taki Y, Hashizume H, Sassa Y, Takeuchi H, Wu K, Asano M, Asano K, Fukuda H, Kawashima R: Correlation Between Gray Matter Density- Adjusted Brain Perfusion and Age Using Brain MR Images of 202 Healthy Children. Hum Brain Mapp. Nov;32(11):1973-85. 2011.

※5　Taki Y, Thyreau B, Kinomura S, Sato K, Goto R, Wu K, Kawashima R, Fukuda H: A Longitudinal Study of the Relationship Between Personality Traits and the Annual Rate of Volume Changes in Regional Gray Matter in Healthy Adults. Hum Brain Mapp. Dec;34(12):3347-53. 2013.

※6　Heckman JJ, Humphries JE, Kautz T. (Eds.): The Myth of Achievement Tests: The Myth of Achievement Tests: The GED and

the Role of Character in American Life. University of Chicago Press. 2014.
※7 「めざましテレビ　ココ調」2016年11月7日放送
※8 Gilmore JH, Schmitt JE, Knickmeyer RC, Smith JK, Lin W, Styner M, Gerig G, Neale MC: Genetic and Environmental Contributions to Neonatal Brain Structure: A Twin Study. Hum Brain Mapp. Aug;31(8): 1174-82. 2010.
※9 『プレジデントFamily　2016年秋号』プレジデント社
※10 『ごく平凡な記憶力の私が1年で全米記憶力チャンピオンになれた理由』(ジョシュア・フォア 著、梶浦真美 訳) エクスナレッジ
※11 『英単語連想記憶術』(武藤騤雄 著) 青春出版社
※12 Taki Y, Kinomura S, Sato K, Inoue K, Goto R, Okada K, Uchida S, Kawashima R, Fukuda H: Relationship Between Body Mass Index and Gray Matter Volume in 1,428 Healthy Individuals. Obesity (Silver Spring). Jan;16(1):119-24. 2008.
※13 Sandrine Thuret: You can grow new brain cells. Here's how https://www.ted.com/talks/sandrine_thuret_you_can_grow_new_brain_cells_here_s_how
※14 「平成27年 国民健康・栄養調査結果の概要」(厚生労働省)
※15 Inoue K, Okamoto M, Shibato J, Lee M. C, Matsui T, Rakwal R, Soya H: Long-Term Mild, rather than Intense, Exercise Enhances Adult Hippocampal Neurogenesis and Greatly Changes the Transcriptomic Profile of the Hippocampus. PLoS One. Jun 10; 10 (6): e0128720. 2015.

※16　Erickson KI, Voss MW, Prakash RS, Basak C, Szabo A, Chaddock L, Kim JS, Heo S, Alves H, White SM, Wojcicki TR, Mailey E, Vieira VJ, Martin SA, Pence BD, Woods JA, McAuley E, Kramer AF: Exercise training increases size of hippocampus and improves memory. PNAS. Feb 15;108(7):3017-22. 2011.

※17　山田一夫「ストレスによる脳への影響」(『筑波フォーラム75号』129-32．2007年3月)

※18　Iliff JJ, Wang M, Liao Y, Plogg BA, Peng W, Gundersen GA, Benveniste H, Vates GE, Deane R, Goldman SA, Nagelhus EA, Nedergaard M: A paravascular pathway facilitates CSF flow through the brain parenchyma and the clearance of interstitial solutes, including amyloid β. Sci Transl Med. Aug 15; 4(147): 147ra111. 2012.

※19　Yamamoto K, Tanei Z, Hashimoto T, Wakabayashi T, Okuno H, Naka Y, Yizhar O, Fenno LE, Fukayama M, Bito H, Cirrito JR, Holtzman DM, Deisseroth K, Iwatsubo T: Chronic optogenetic activation augments a β pathology in a mouse model of Alzheimer disease. Cell Rep. May 12;11(6):859-65. 2015.

※20　Hirshkowitz M, Whiton K, Albert SM, Alessi C, Bruni O, DonCarlos L, Hazen N, Herman J, Katz ES, Kheirandish-Gozal L, Neubauer DN, O'Donnell AE, Ohayon M, Peever J, Rawding R, Sachdeva RC, Setters B, Vitiello MV, Ware JC, Hillard PJA: National Sleep Foundation's sleep time duration recommendations: methodology and results summary. Sleep Health. 1(2015)40-3. 2014

※21　"Teenagers: Sleeping patterns"

http://www.bbc.co.uk/science/humanbody/mind/articles/emotions/teenagers/sleep.shtml

※22 「お酒を飲むと脳が縮むって本当？　クイズで学ぶ「お酒と脳」」（『日経 Gooday』2017年2月27日）

※23 「平成26年版　情報通信白書」（総務省）

瀧靖之 （たき・やすゆき）

東北大学加齢医学研究所教授。医師。医学博士。

1970年生まれ。東北大学大学院医学系研究科博士課程卒業。東北大学加齢医学研究所機能画像医学研究分野教授。東北大学東北メディカル・メガバンク機構教授。

東北大学スマート・エイジング学際重点研究センター、東北大学加齢医学研究所及び東北メディカル・メガバンク機構で脳のMRI画像を用いたデータベースを作成し、脳の発達、加齢のメカニズムを明らかにする研究者として活躍。読影や解析をした脳MRIはこれまでに16万人に上る。「脳の発達と加齢に関する脳画像研究」「睡眠と海馬の関係に関する研究」「肥満と脳萎縮の関係に関する研究」など多くの論文を発表。脳を生涯健康に、若々しく保つ生活習慣は、新聞・テレビなどのマスコミでも数多く取り上げられ、そのノウハウをまとめた著書『生涯健康脳』（ソレイユ出版）、それを子育てに応用した『16万人の脳画像を見てきた脳医学者が教える「賢い子」に育てる究極のコツ』は、それぞれ10万部を突破するベストセラーとなっている。

本書では、最新の脳研究と自身の経験をふまえた「科学的な勉強法」を提案。一個人の経験や主観に頼らない「脳の性質」に沿ったメソッドで、何歳からでも才能や能力を伸ばすことができる。

16万人の脳画像を見てきた脳医学者が教える
「脳を本気」にさせる究極の勉強法

2017年7月19日　第1刷発行
2024年4月 8 日　第5刷発行
著者　瀧靖之
デザイン　大場君人
イラスト　岸潤一
編集協力　黒坂真由子
校閲　東京出版サービスセンター
編集　宮本沙織
発行者　山本周嗣
発行所　株式会社文響社
〒105-0001　東京都港区虎ノ門2-2-5 共同通信会館 9F
ホームページ　http://bunkyosha.com
お問い合わせ　info@bunkyosha.com
印刷・製本　中央精版印刷株式会社

 ISBNコード：978-4-86651-006-4　Printed in Japan
この本に関するご意見・ご感想をお寄せいただく場合は、郵送またはメール（info@bunkyosha.com）にてお送りください。